い！安い！
養価が高い！

免疫力は旬を食べれば自然に上がる

国際中医薬膳管理師
管理栄養士
植木 もも子 著

免疫力がググッと上がる旬の食材で、病気知らずのカラダに！

免疫力って、何でしょうか？　**人の体には、もともと、病気にならないための力、病気になっても回復する自然治癒力が備わっています。これが免疫力です。**

その体をつくっているものは、何でしょう？　それは、毎日あなたが食べているもの。**何を食べるかによって、体の免疫力にも差が出てきます。**

では、どんなものを食べていれば、免疫力を高められるのでしょう？　――この本では、免疫力アップに役立つ食材を、季節ごとの「旬」のなかから選んで、紹介します。

なぜ旬の食材がよいのか、主な理由は四つあげられます。

一、旬の食材は、ほかの時期の同じ食材より**栄養価が高い**。
二、栄養価が高いものは、味も凝縮されていて**おいしい**。
三、価格が旬以外の時期より**安い**。
四、**その季節の体調を整えるために役立つ**ことが多い。

一は、ほうれん草の例でみると、旬である冬は、ビタミンCが夏の3倍含まれています（グラフ右）。

二は、みなさんの味覚で確かめてみてください！

三は、トマトの例でみると、冬の価格（消費者物価指数）は、旬である夏の1.5倍近くになります（グラフ左）。

四は、夏には、夏バテを防ぐ苦瓜《にがうり》、冬には、風邪予防に役立つ韮《にら》が旬を迎えるといった、自然の摂理です。

次に、食べ物がどのように免疫力を高めるのか、例をみてみましょう。

ほうれん草のビタミンC含有量（※1）

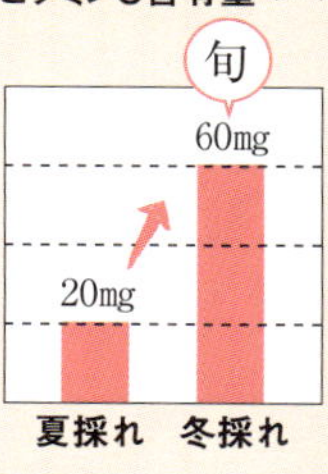

トマトの価格推移（消費者物価指数）（※2）

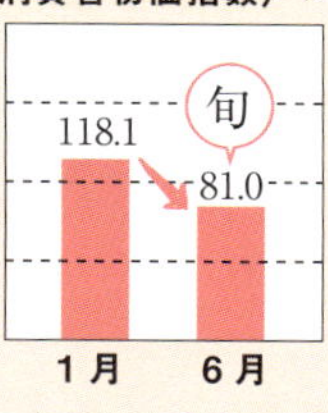

出典　※1：文部科学省「日本食品標準成分表 2015 年版（七訂）」
※2：農林水産省「食品価格動向調査」（平性 30 年 1 月～12 月）

野菜やくだものには、「抗酸化物質」と呼ばれる成分が含まれています。ビタミンCや、ポリフェノールなどがその代表です。植物がこうした成分を持つのは、移動することができず、紫外線や強い風雨を避けられなくても、受けたダメージを自分自身の「抗酸化作用」によって回復させ、生き延びるためと考えられます。

人には、ビタミンやポリフェノールをつくる力は備わっていません。けれども、紫外線は人を酸化（＝老化）させますし、さまざまなストレスも酸化を進め、免疫力を低下させます。**そこで私たちは、野菜やくだものの力を借りて酸化を防ぎ、免疫力を高めているのです。**ストレスの多い現代人は、その必要性が高まっているでしょう。

抗酸化作用にかぎらず、食品は、腸内環境を整えたり、エネルギー代謝を高めたり、粘膜を強化するなどして、私たちの免疫力を高めてくれます。**精神を安定させる食品や、強力な抗酸化作用で、がんになるリスクを抑えてくれる食品もあります。**

一つひとつの食材が、どのような性質によって、私たちの健康や免疫力に働きかけるのか――**本書では、その理由を「栄養学」と「薬膳」の二つの視点から解説します。**

栄養学は、顕微鏡レベルでみた科学的根拠による理論。薬膳は、数千年の歴史を持つ中医学のなかで、くり返し確かめられた経験に基づく理論。この二つは、説明のしかたが違うだけで、ほとんどの点で同じ答えを出しています。薬膳の理論については、147ページからも紹介しているので、ぜひ参考にしてください。

もう一つ、食べ物によって免疫力を高めるために重要なことがあります。それは、**摂取した成分が体内で最大限に生かされる調理法と、食材の組み合わせによる料理。**本書は、そんなレシピを一食材について一つずつ、紹介しています。理屈がわからなかったとしても、**この料理を作って食べることで、今日からすぐに、免疫力を高めていくことができます。**そして興味がわいてきたら、あらためて、栄養素や薬膳の解説に目を通してみてください。食材が持つ力のすばらしさと、その力があなたの健康を支えてくれている喜びを実感していただけることと思います。

植木 もも子

本書の使い方

①いま食べるべき旬の食材を知りたい方

該当する季節の章からお読みください。
カバー裏の「免疫力がアップする旬の食材カレンダー」もご利用ください。

②ちょっと気になる症状がある方

巻末の「効能別索引（P157 ～）」から、役に立つ食材を引いてください。

③薬膳のことをよく理解したい方

はじめに「薬膳の基礎知識（P147 ～）」をお読みいただいてから、
各食材のページへ進んでください。

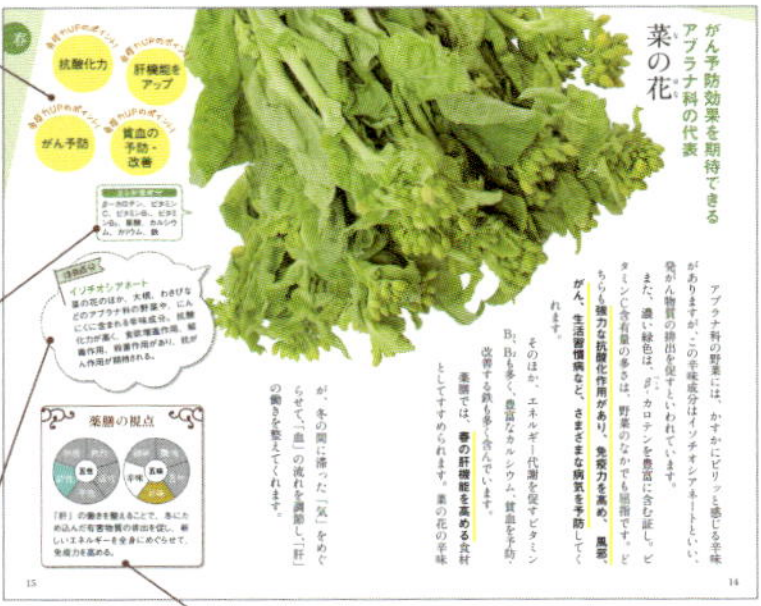

免疫力UPのポイント

この食材が持つさまざまな健康作用のうち、とくに免疫力にかかわる特徴をピックアップ。

主な栄養成分

五大栄養素（糖質・脂質・たんぱく質・ビタミン・ミネラル）と食物繊維のなかで、この食材にとくに多く含まれている成分。

注目成分

特徴的な成分のうちの一つを詳しく解説。

薬膳の視点

薬膳的にみた食材の性質や免疫力にかかわる働き。**五性**は、体を温めたり、冷やしたりする性質を5つに分類したもの。**五味**は、酸味や甘味など味を5つに分類したもので、味によって働きかける臓器が異なる。

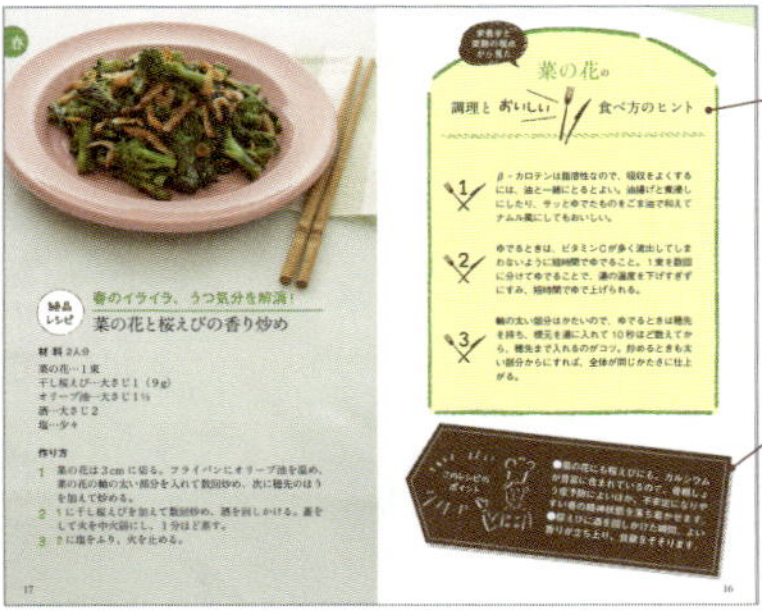

調理とおいしい食べ方のヒント

食材の成分を体内で最大限に生かすための調理法・食材の組み合わせ・おいしくなるコツなど。

このレシピのポイント

左ページ「絶品レシピ」の健康効果を高めるポイント、おいしくなる“ひと手間”の解説など。

※レシピについて
本書の計量の単位は、1カップ＝200mℓ、大さじ1＝15mℓ、小さじ1＝5mℓです。

目次

梅雨

夏

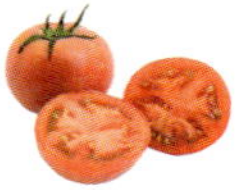

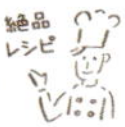

春 Spring の免疫力アップ食材&料理

春

新しいエネルギーを体に満たして免疫力を高めましょう

陽気が増して暖かくなるにつれて、体も心も活発に働きはじめます。この時季にいちばん負担がかかるのは、「肝臓」（薬膳的にいえば「肝」。１５２ページ参照）です。冬のあいだにためこんだ老廃物を排出・解毒し、血液や「気」、新しいエネルギーをめぐらせる仕事に追われるためです。肝臓の働きすぎで、体がだるくなったり、イライラするといったこともあります。

そこで春の初めは、肝臓の働きを整えることが肝心です。春の山菜や香りの強い野菜を、食べすぎないように適量とれば、香りが肝臓に働きかけて、状態を整えてくれます。ほかに、たんぱく質、食物繊維を含む食材も肝臓の健康に欠かせません。

春は、一年で最も気温の変化が激しい季節でもあります。体が変化に追いつけないと体調をくずし、免疫力も低下するので、食べるもので体の調節を助けましょう。

寒さが残る初春※は、温かいものを中心にして、体を冷やす食材は少しだけとるようにします。しょうが、ねぎなど体を温める食材も取り入れますが、この時季に多くとると熱がこもってしまうので、とりすぎないことが大切です。

仲春※は、「辛味」と「甘味」を適宜とるとよいといわれます。春の食材で辛味があるのは、菜の花、新玉ねぎなど。甘味があるのは、春キャベツやスナップえんどうなどです。温める性質のしょうがやねぎは、初春よりも控えましょう。

気温が高くなる晩春※は、体の熱を冷ます、はまぐり、あさり、海藻などをとり、辛味は控えます。胃腸をいたわるために、油っぽいもの、冷たいものも控えましょう。

そして、春の色は「青」。青菜や旬の野菜をたっぷりとりましょう。緑の濃い野菜は抗酸化成分を豊富に含み、細胞を酸化から守ります。また、何よりも、旬のおいしさを味わいながら食べることが滋養になり、さらに免疫力を高めてくれます。

※中国から伝わった季節の暦である「二十四節気」によると、初春は2月4日～3月5日ごろ、仲春は3月6日～4月4日ごろ、晩春は4月5日～5月5日ごろ。

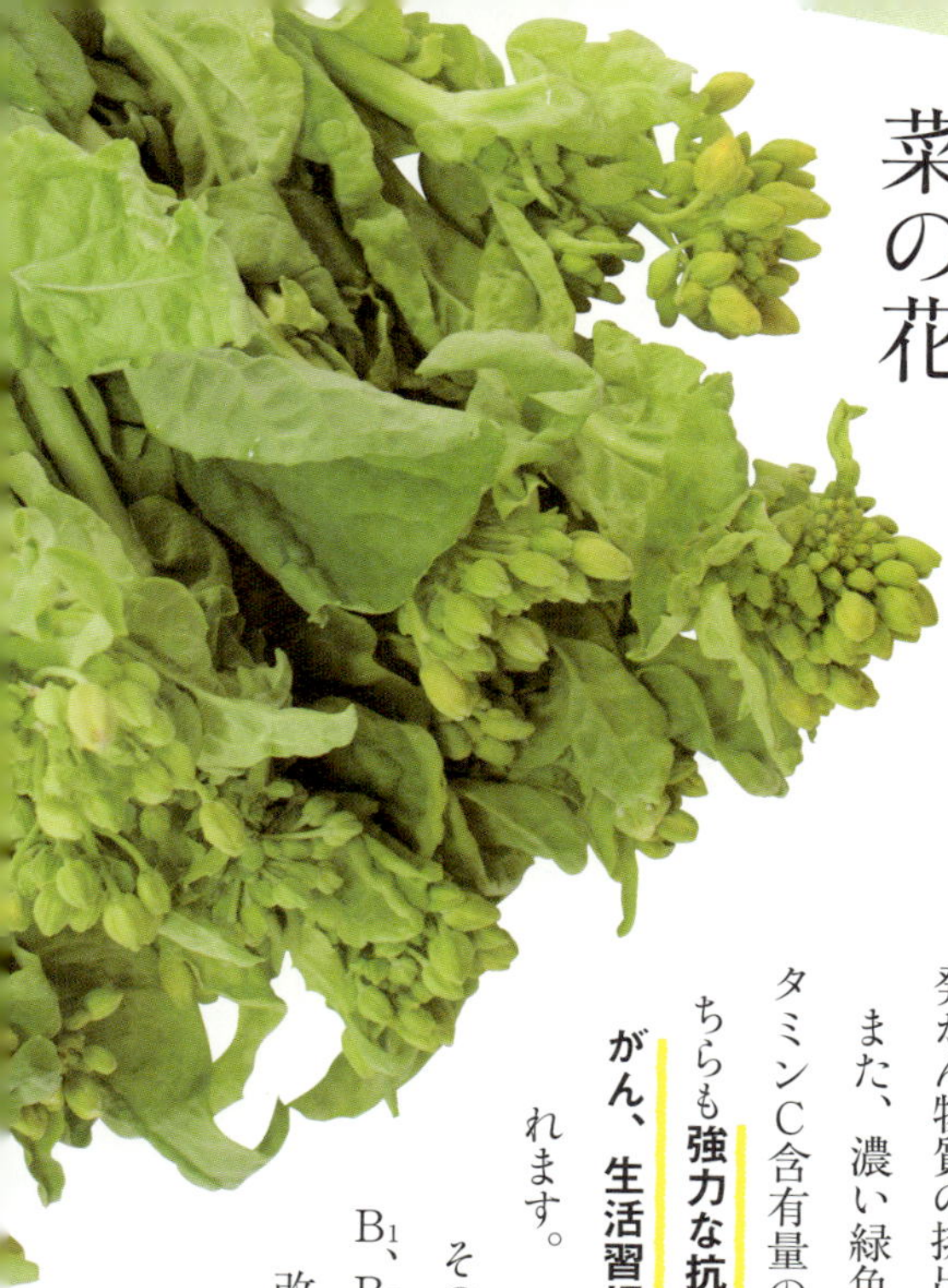

菜《な》の花《はな》

がん予防効果を期待できる アブラナ科の代表

アブラナ科の野菜には、かすかにピリッと感じる辛味がありますが、この辛味成分はイソチオシアネートといい、発がん物質の排出を促すといわれています。

また、濃い緑色は、β《ベータ》-カロテンを豊富に含む証し。ビタミンC含有量の多さは、野菜のなかでも屈指です。どちらも**強力な抗酸化作用があり、免疫力を高め、風邪、がん、生活習慣病など、さまざまな病気を予防**してくれます。

そのほか、エネルギー代謝を促すビタミンB_1、B_2も多く、豊富なカルシウム、貧血を予防・改善する鉄も多く含んでいます。

薬膳では、**春の肝機能を高める**食材としてすすめられます。菜の花の辛味

免疫力UPのポイント!
抗酸化力

免疫力UPのポイント!
肝機能をアップ

免疫力UPのポイント!
がん予防

免疫力UPのポイント!
貧血の予防・改善

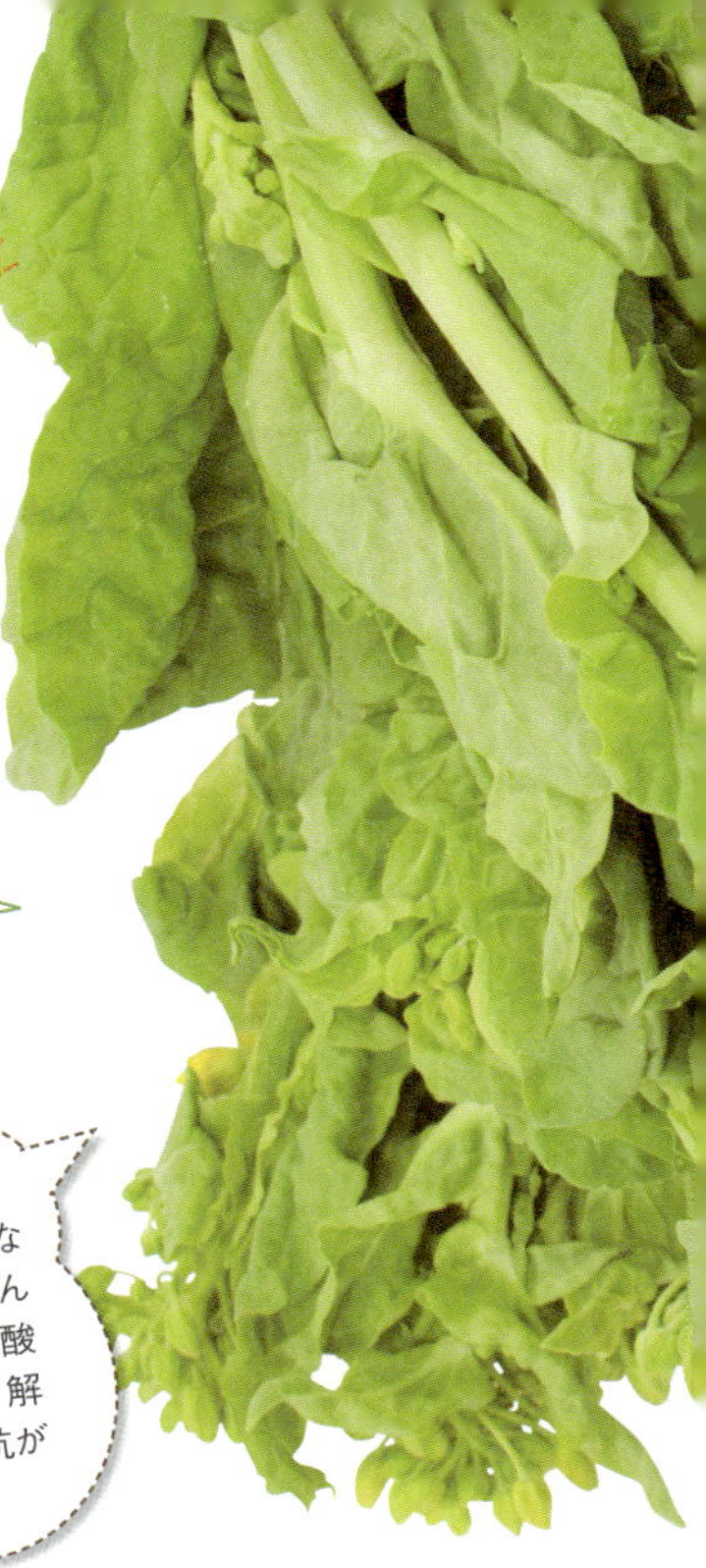

主な栄養成分

β−カロテン、ビタミンC、ビタミンB_1、ビタミンB_2、葉酸、カルシウム、カリウム、鉄

注目成分

イソチオシアネート

菜の花のほか、大根、わさびなどのアブラナ科の野菜や、にんにくに含まれる辛味成分。抗酸化力が高く、食欲増進作用、解毒作用、殺菌作用があり、抗がん作用が期待される。

が、冬の間に滞った「気」をめぐらせて、「血」の流れを調節し、「肝」の働きを整えてくれます。

薬膳の視点

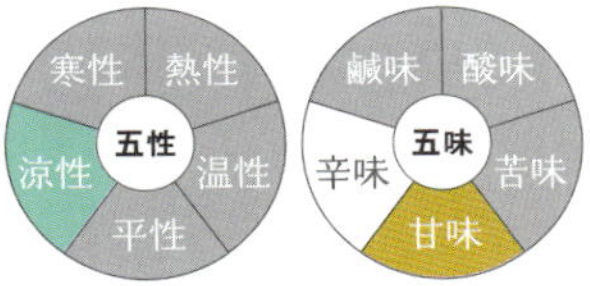

「肝」の働きを整えることで、冬にため込んだ有害物質の排出を促し、新しいエネルギーを全身にめぐらせて、免疫力を高める。

栄養学と薬膳の視点から見た

菜の花の調理とおいしい食べ方のヒント

1 β－カロテンは脂溶性なので、吸収をよくするには、油と一緒にとるとよい。油揚げと煮浸しにしたり、サッとゆでたものをごま油で和えてナムル風にしてもおいしい。

2 ゆでるときは、ビタミンCが多く流出してしまわないように短時間でゆでること。1束を数回に分けてゆでることで、湯の温度を下げすぎずにすみ、短時間でゆで上げられる。

3 軸の太い部分はかたいので、ゆでるときは穂先を持ち、根元を湯に入れて10秒ほど数えてから、穂先まで入れるのがコツ。炒めるときも太い部分からにすれば、全体が同じかたさに仕上がる。

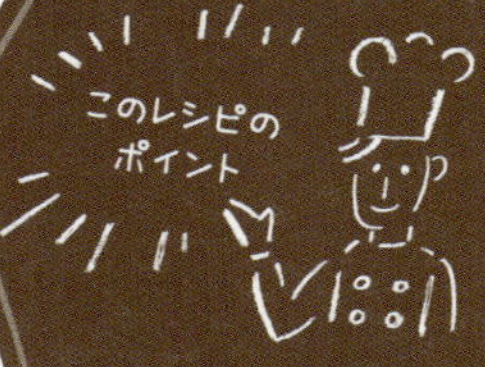

●菜の花にも桜えびにも、カルシウムが豊富に含まれているので、骨粗しょう症予防によいほか、不安定になりやすい春の精神状態を落ち着かせます。
●桜えびに酒を回しかけた瞬間、よい香りが立ち上り、食欲をそそります。

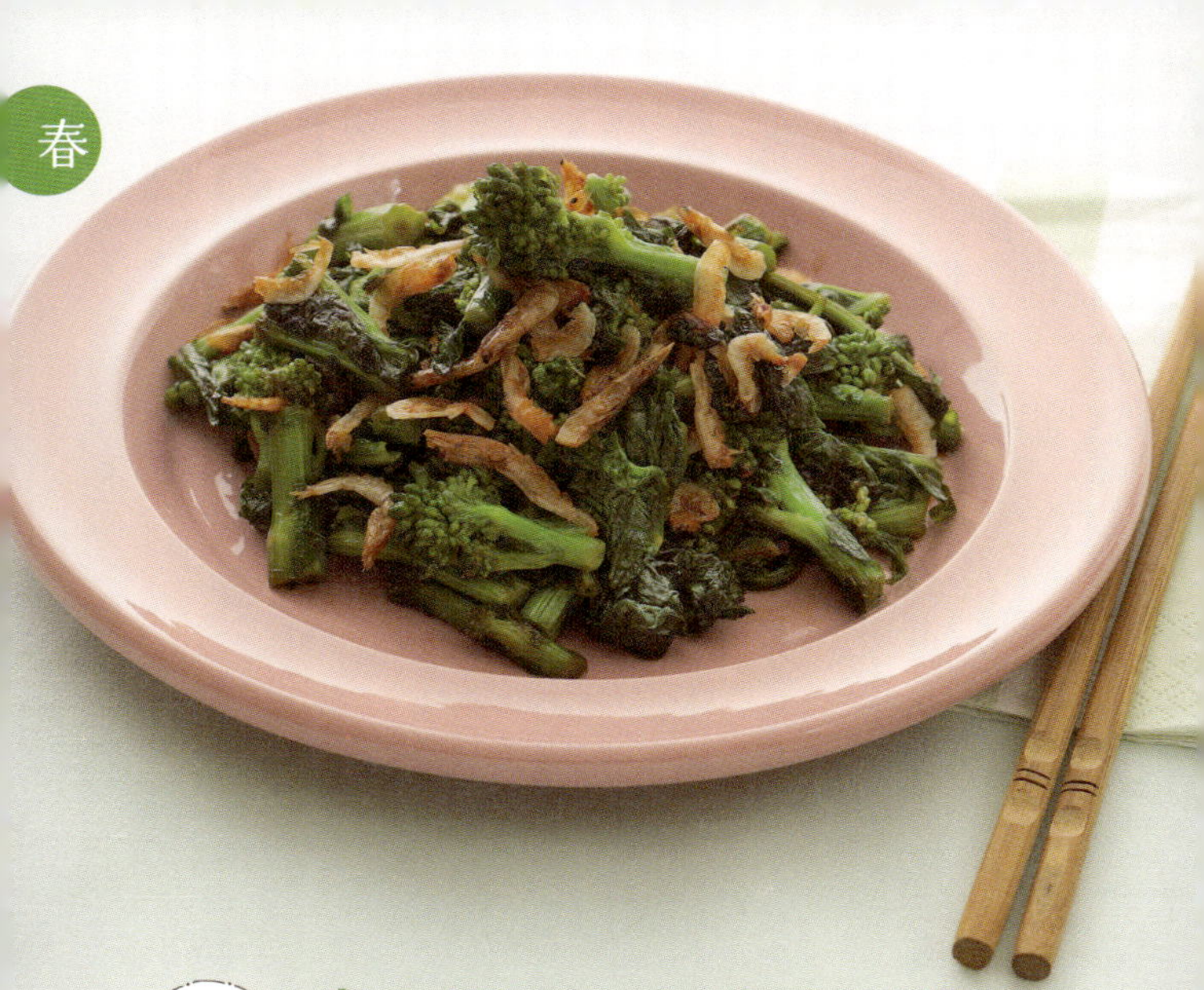

絶品
レシピ

春のイライラ、うつ気分を解消！

菜の花と桜えびの香り炒め

材 料 2人分

菜の花…１束
干し桜えび…大さじ１（９g）
オリーブ油…大さじ１½
酒…大さじ２
塩…少々

作り方

1 菜の花は３cm に切る。フライパンにオリーブ油を温め、菜の花の軸の太い部分を入れて数回炒め、次に穂先のほうを加えて炒める。

2 1 に干し桜えびを加えて数回炒め、酒を回しかける。蓋をして火を中火弱にし、１分ほど蒸す。

3 2 に塩をふり、火を止める。

肝機能を整えて春の心の不調を改善

はまぐり

桃の節句に食べると良縁を招くとされる、はまぐり。健康面からみると、豊富なタウリンが**春に弱りがちな肝臓の働きを助けます**。また、赤血球をつくるために不可欠なビタミンB_{12}と葉酸を多く含むため、**貧血を予防・改善し、動脈硬化の予防**に役立ちます。カリウム、カルシウム、鉄、亜鉛などのミネラルも豊富です。貝類としては脂質が少ないので、脂質のとりすぎが気になる人も、心配しなくてよい

免疫力UPのポイント!
貧血の予防・改善

免疫力UPのポイント!
動脈硬化を予防

免疫力UPのポイント!
肝機能をアップ

免疫力UPのポイント!
精神を安定させる

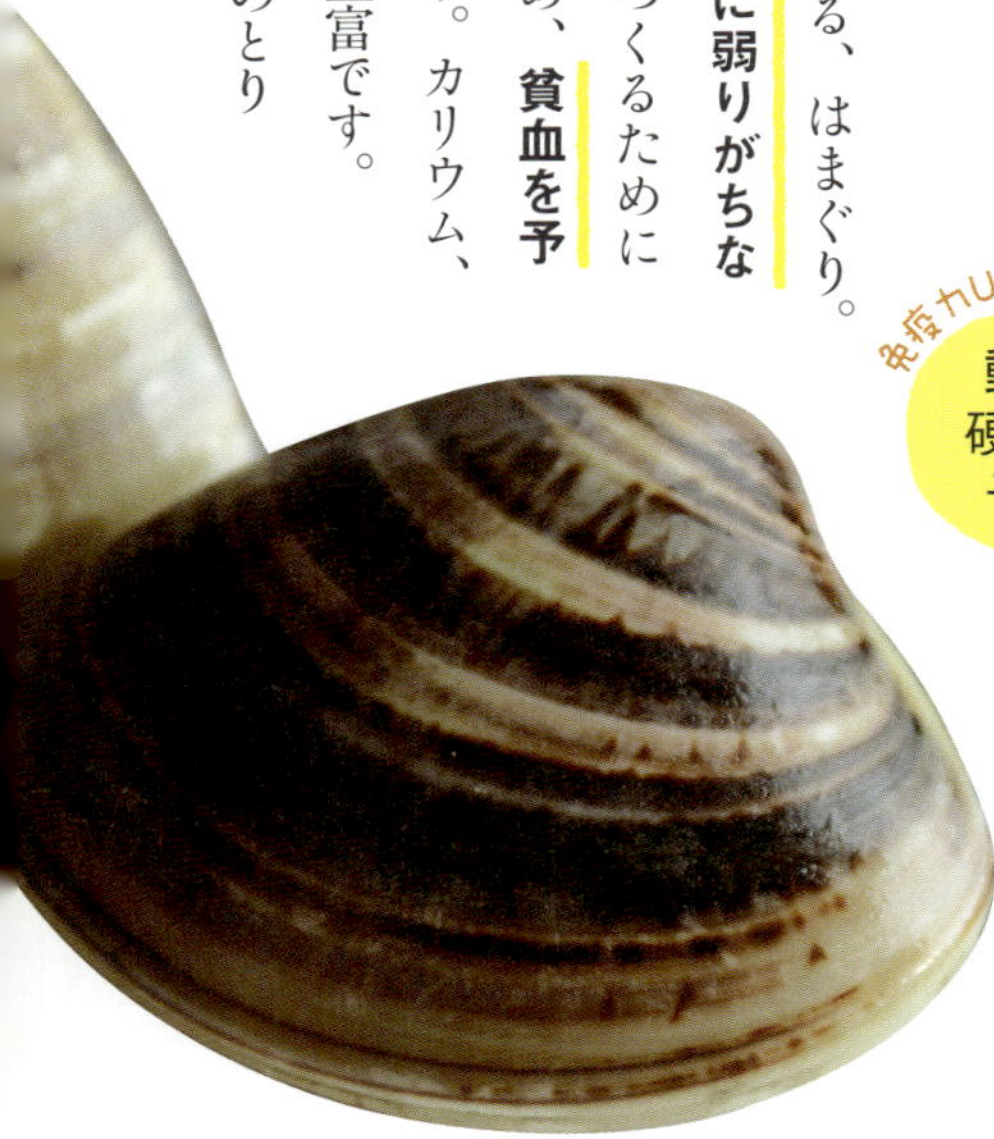

春

でしょう。うまみ成分はたっぷりで、うまみを生かした減塩料理にも最適です。

薬膳でも栄養学と同様に、「血」※を養い、肝機能を調節する食材とされます。「肝」の働きを整えることで、春に不安定になりがちな気持ちを落ち着かせ、**精神的な不調を改善**してくれます。

注意

歯ごたえのある食材なので、胃腸が弱い人は、消化しやすいようによく噛んで食べること。

注目成分

ビタミンB12

葉酸と協力して赤血球をつくり、貧血を防ぐ。動脈硬化の予防でも葉酸と協力。また、神経細胞の修復や合成を助ける働きがあり、認知症治療への応用も期待されている。

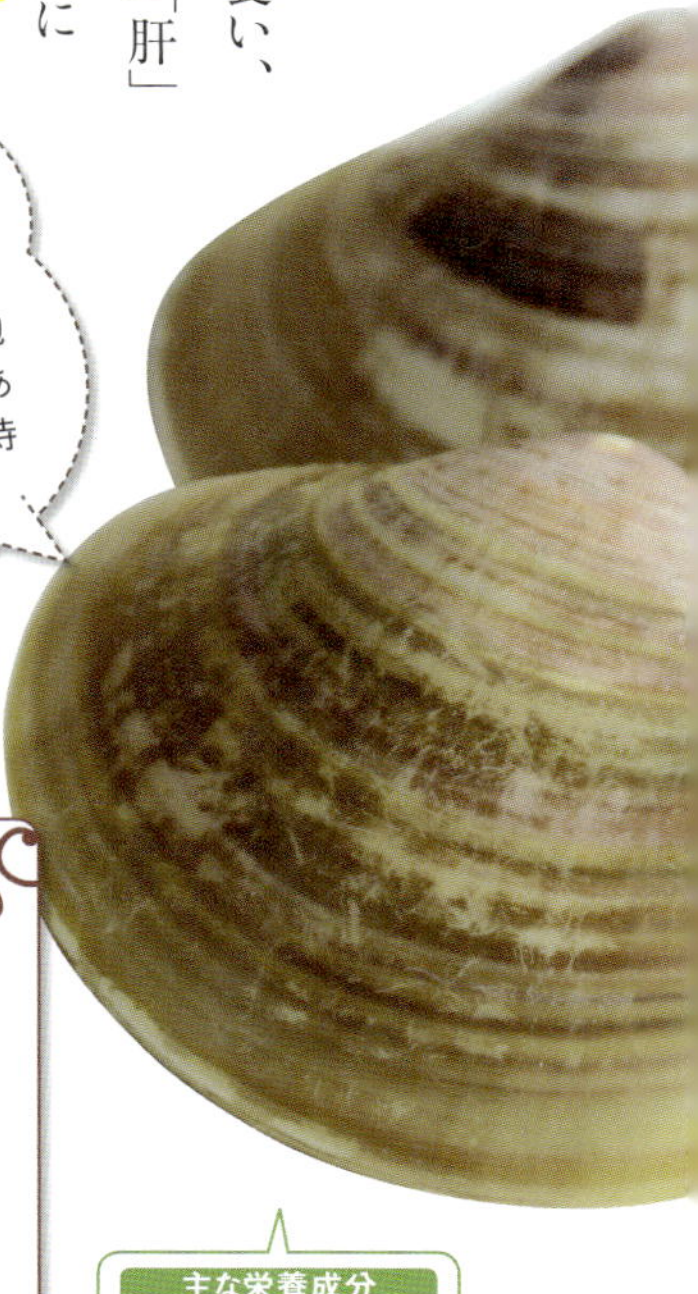

主な栄養成分

たんぱく質、カルシウム、鉄、亜鉛、ビタミンB2、ビタミンB12、葉酸

薬膳の視点

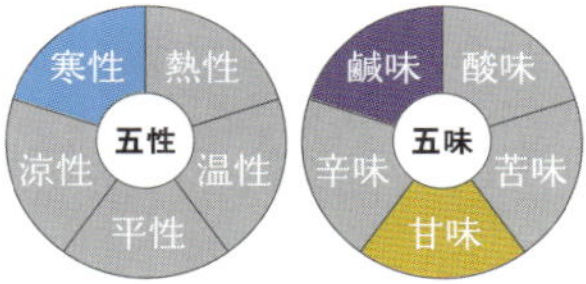

「気」を補い、「血」を養って「肝」の働きを助けるとともに、「陰」（P148参照）によって、必要以上に活発にならないように整える。

※「血」を養う：血液になる元をつくることで血液を増やす。

栄養学と
薬膳の視点
から見た

はまぐりの調理とおいしい食べ方のヒント

1 調理の前に、2～3％の塩水に半日つけて、砂を十分に吐かせることが大切。そのあと、殻をよく洗ってから調理する。

2 豊富に含まれるビタミンB_{12}は水溶性なので、汁ごと食べられる料理にすれば、余さず摂取できて、うまみもたっぷり味わえる。お吸い物、スープ、茶碗蒸しなどのほか、ご飯、パスタなどと一緒に調理すると、でんぷんがうまみを吸い込んでおいしさもアップ。

3 体を冷やす性質なので、冷え症の人などは、体を温めてくれるしょうが、ねぎなどの薬味と一緒に食べるとよい。

このレシピのポイント

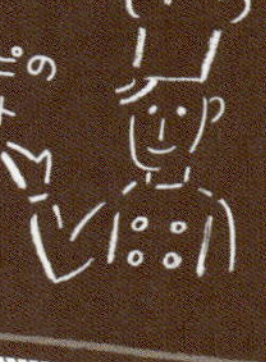

●「陰」の性質のはまぐりが「血」を養い、卵も造血を助けます。「血」は「陰」の性質なので、「陰」が不足して熱を持ちすぎると不調を起こすとされます。●作り方4で卵液を器に注ぐ際、もう一度茶こしでこすと、なめらかに仕上がります。

春

絶品レシピ

卵で貧血予防の効果をアップ!

はまぐりの中華風茶碗蒸し

材 料 2人分（1人分は250mℓの容器に入る分量）

はまぐり…小8個
（塩水につけて砂出しする）
卵…2個（よく溶きほぐす）
にんじん…20g
干ししいたけ…小2枚
（水で戻す）

ゆでたけのこ…30g
万能ねぎ…少々（小口切り）
酒…50mℓ
鶏がらスープの素
…小さじ1（湯200mℓで溶く）
塩…小さじ¼

作り方

1 鍋にはまぐりと酒を入れて火にかけ、沸騰したら中火にして蒸し煮する。殻がすべて開いたら火を止めて、室温に冷ます。はまぐりの身を殻から外し、2個は5mm角に切る。蒸し汁はとっておく。

2 にんじん、しいたけ、ゆでたけのこは5mm角に切る。

3 1の蒸し汁に水を足して100mℓにする。砂が入らないように茶こしでこしながら卵液に入れて混ぜ、溶いた鶏がらスープを加える。塩を入れてよく混ぜる。

4 器に、1の角切りにしたはまぐりと2を入れ、3を8分目まで注ぎ、蒸し器で10分ほど蒸す。竹串を刺して上がってくる汁が透明になっていたら蒸し上がり。殻に身をのせて飾り、火を止める。器を取り出し、万能ねぎを散らす。

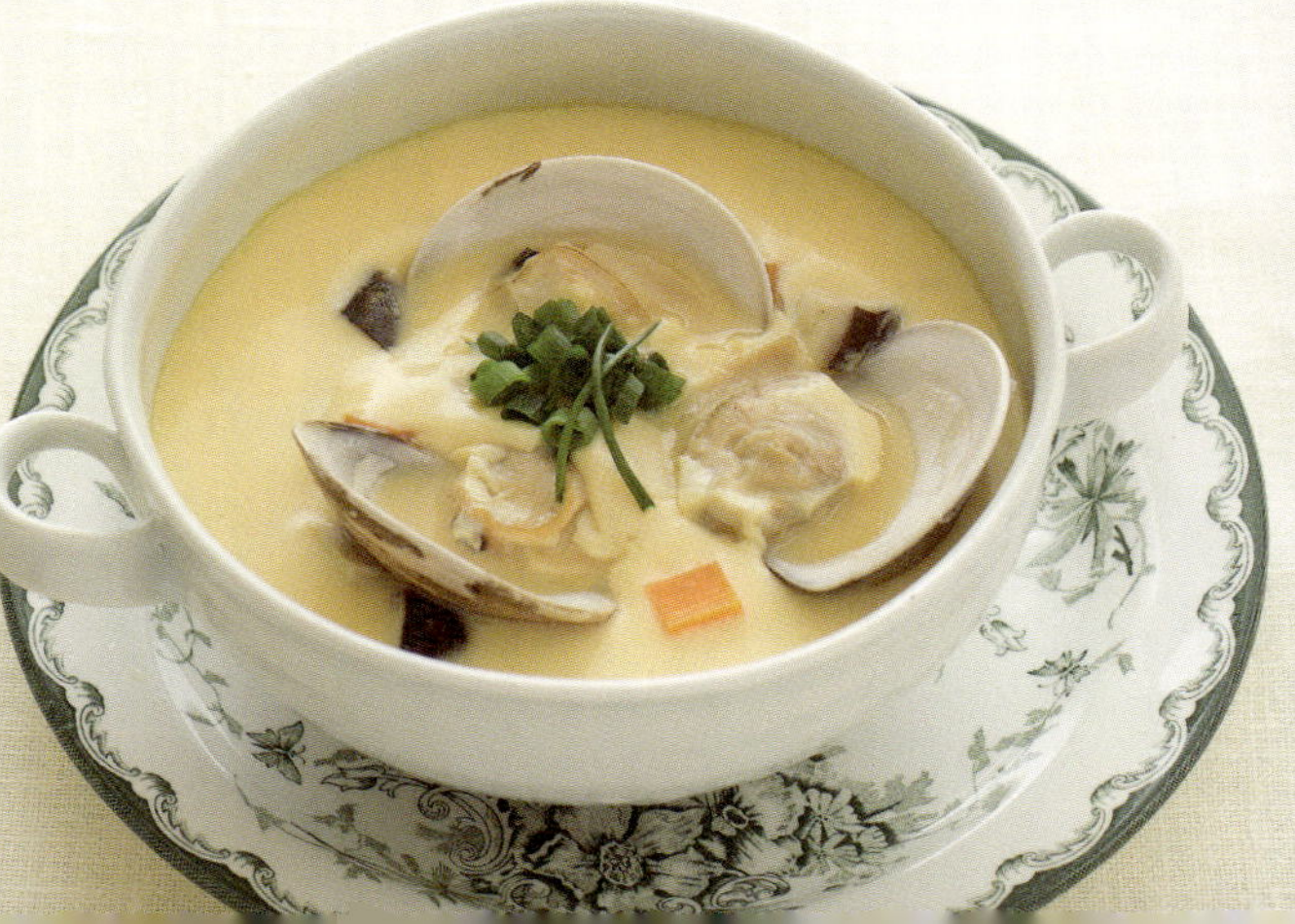

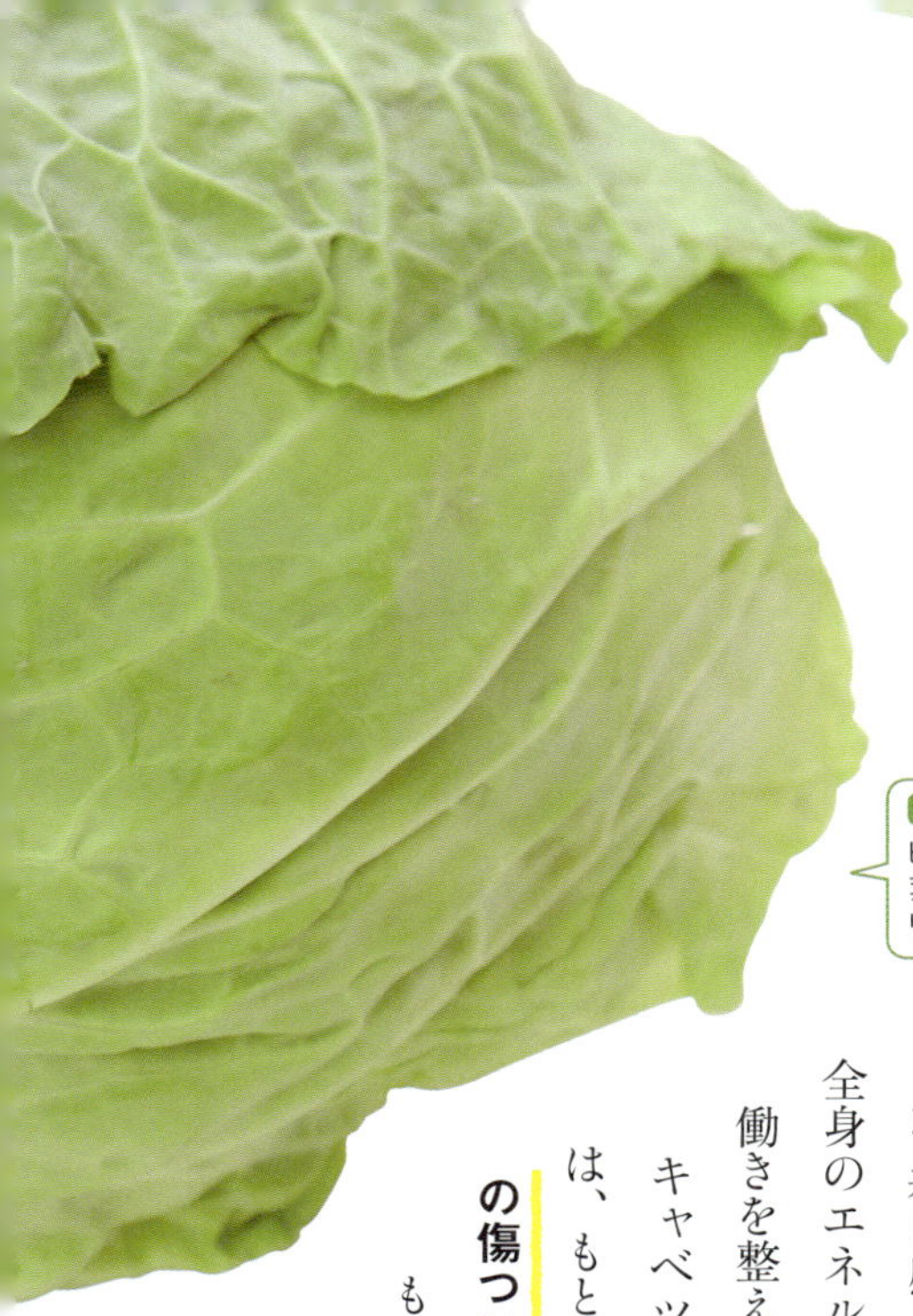

春に特有のだるさを胃を整えて改善

春キャベツ

主な栄養成分

ビタミンC、ビタミンK、葉酸、カルシウム、カリウム

抗がん作用を期待できる、アブラナ科の野菜です（14ページ参照）。ビタミンC、食物繊維が豊富で、**抗酸化作用と腸内環境を整えることによって免疫力を高めます**。

また、春に感じる「だるさ」は、肝臓の疲れからくるほか、全身のエネルギー不足も影響します。キャベツは胃の働きを整えて、消化を助けて、全身を元気にします。キャベツに含まれるビタミン様物質のビタミンUは、もともとキャベツから発見されました。**胃などの傷ついた粘膜を修復**する働きがあり、胃腸薬にも配合されています。

薬膳でも、キャベツは消化機能を高めるとされます。日本人は胃腸の弱い人が多く、全体的なエネルギー・気力不

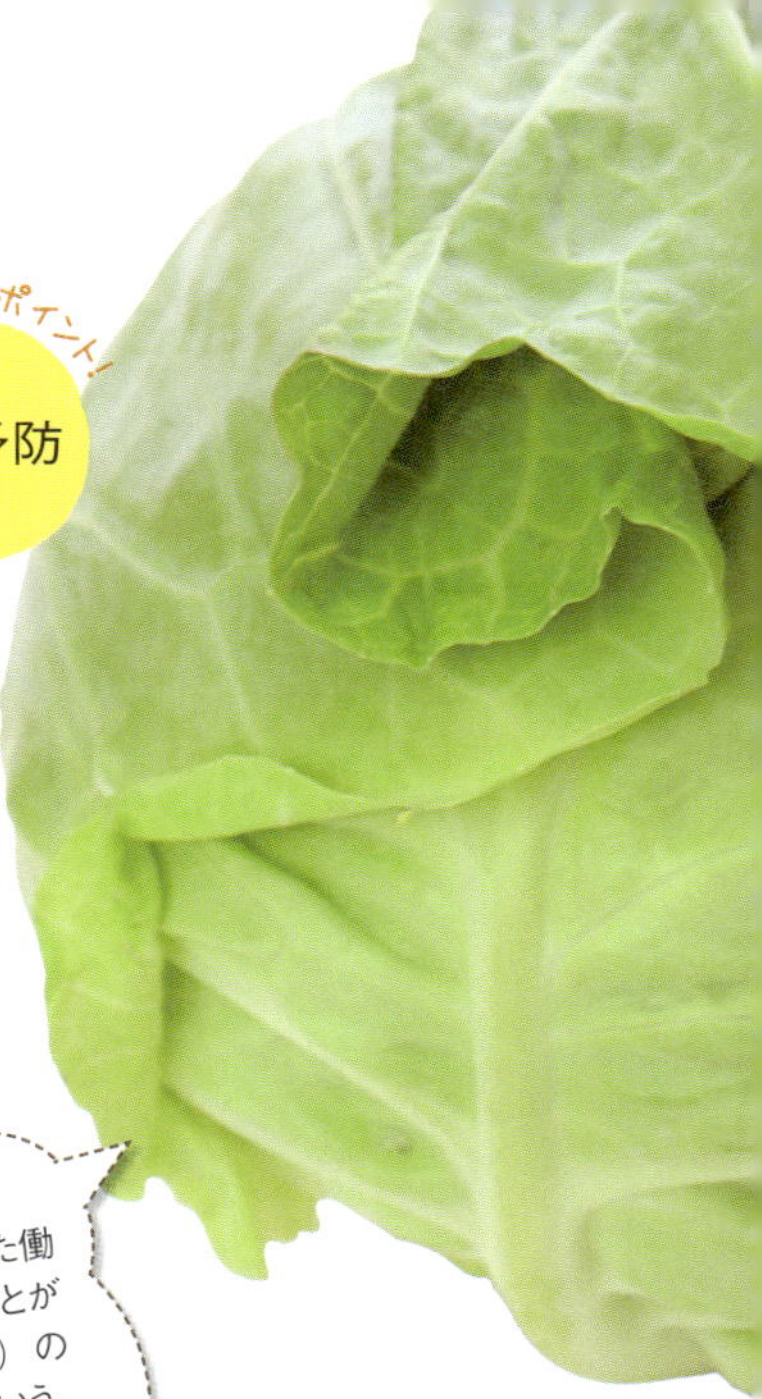

免疫力UPのポイント!
抗酸化力

免疫力UPのポイント!
がん予防

免疫力UPのポイント!
腸内環境を整える

免疫力UPのポイント!
胃腸の働きを高める

免疫力UPのポイント!
気力を高める

足につながっています。まずは胃腸から元気にすることが大切です。

注目成分

ビタミンU

ビタミン様物質（ビタミンと似た働きをするが、体内でつくることができ、ビタミンと区別される）の一つで、別名をキャベジンという。胃などの傷ついた粘膜を修復する。胃潰瘍や十二指腸潰瘍の治療薬にも用いられる。

薬膳の視点

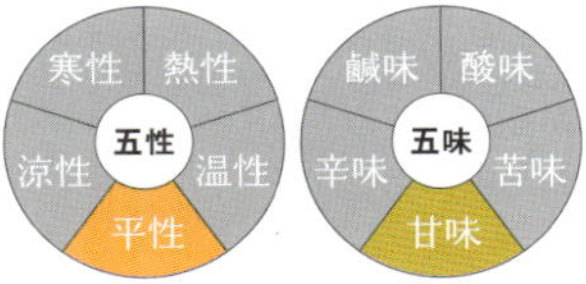

消化吸収を担う「脾《ひ》」の働きをよくする。そのことによって食材の「気」（エネルギーや生命力）を取り入れられるようにして、気力を高める。

栄養学と薬膳の視点から見た

春キャベツの調理とおいしい食べ方のヒント

1 みずみずしく葉がやわらかい春キャベツは、生でもたっぷり味わいたい。その際、切ってから洗うとビタミンCを流出させてしまうので、先によく洗ってから切ること。

2 ゆでて使う場合は、ビタミンCが溶け出たゆで汁は捨てずにとっておき、みそ汁などに利用するとよい。

3 ビタミンCには、「鉄の吸収率を高める」「コラーゲンの生成を助ける」などの重要な働きもあるので、鉄を多く含む干しぶどうとサラダにしたり、コラーゲンの多い鯛のアラや、焼いた鶏の皮と一緒にスープにするのもおすすめ。

このレシピのポイント

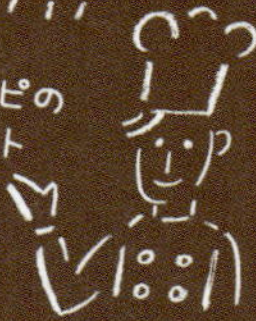

●キャベツにも鶏肉にも胃腸の働きをよくする作用があり、胃腸から全身を健康にします。●玉ねぎの血液サラサラ作用（血液の凝固を防ぎ、血流をよくする）を、キャベツの消化促進作用が高め、健康な血液をめぐらせます。

春

絶品レシピ

胃腸から全身を元気にする！

春キャベツと新玉ねぎのスープ煮

材 料 2人分

春キャベツ…⅛ 個（200g）
にんじん…½ 本
新玉ねぎ…½ 個
鶏胸肉…½ 枚（150g）
酒…大さじ1
白ワイン…50mℓ
固形コンソメ…½ 個
塩…小さじ ⅓
黒こしょう…ひきたてを少々
タイム（乾燥）…2つまみ

作り方

1 春キャベツは ⅛ 個を縦半分に切る。にんじんは皮をむいて8mmの輪切り、新玉ねぎは ½ 個を縦6等分に切る。

2 鶏胸肉は3cm角のそぎ切りにして、酒と、塩、黒こしょうを各少々（分量外）ふって混ぜておく。

3 鍋に1を入れ、野菜がほぼかくれるほどの水を注いで火にかける。沸騰したら白ワインを回し入れ、コンソメをくずし入れて混ぜる。野菜がやわらかくなるまで中火強で煮る。

4 2を3の鍋に入れ、肉の色が変わって中まで火が通ったら、塩、こしょうをして味をととのえ、タイムを加えて混ぜる。器に盛り、あれば生のタイムを飾る。

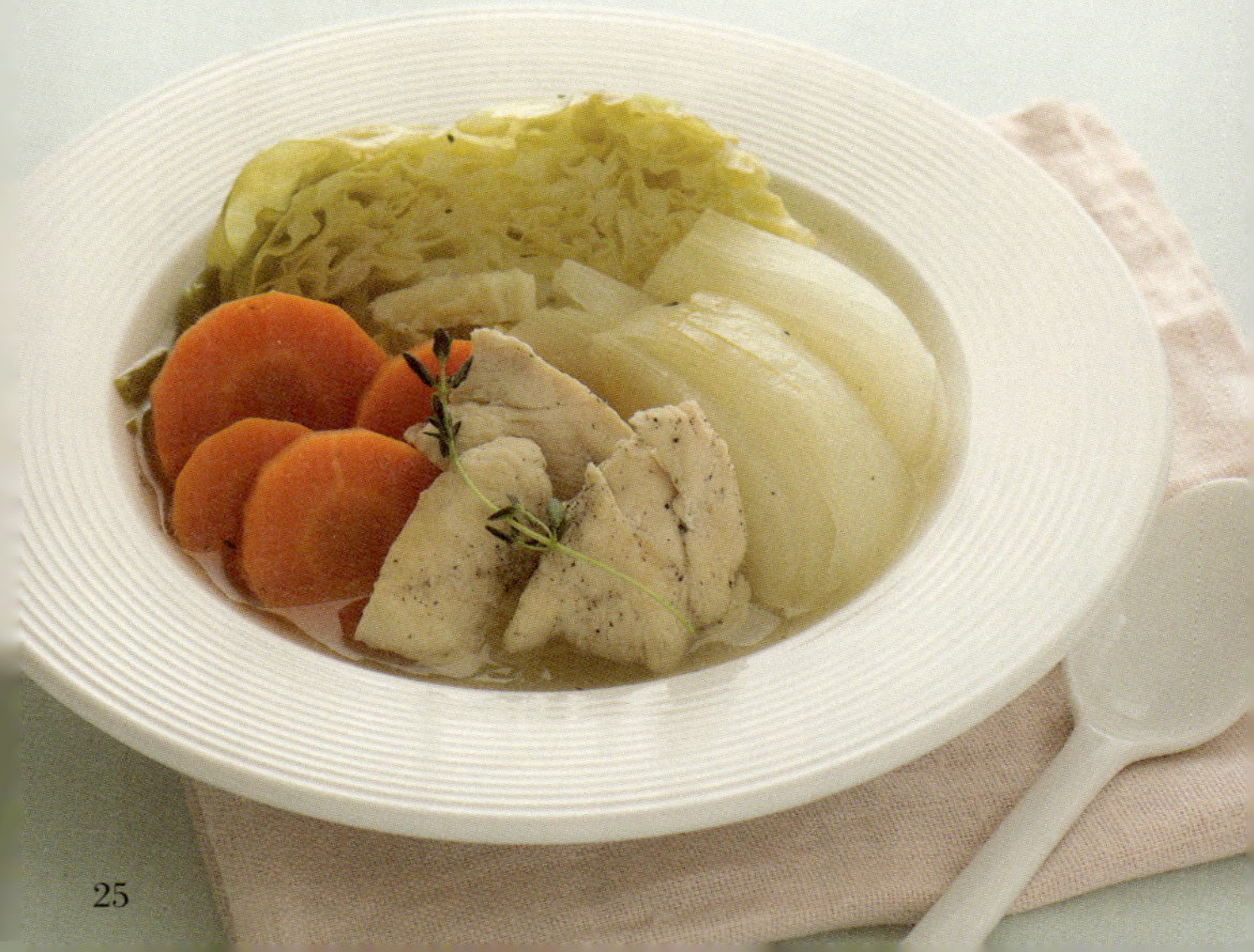

高血圧、高コレステロールを豊富な食物繊維で解消

たけのこ

たけのこは、成長の早い植物ですが、食べ物として取り入れたときも、**新陳代謝を高めます**。薬膳的な特徴は、体内にため込むと有害な、余分な水分、コレステロールなどの排出を促すこと。痰《たん》が出やすい・むくみやすい・コレステロールが多いといった体質を薬膳では「痰《たん》湿《しっ》」といい、痰湿を改善する食材とされます。

栄養学的にみても、食物繊維やカリウムなど、余分なものを排出させる成分が豊富で

免疫力UPのポイント!
新陳代謝を高める

免疫力UPのポイント!
腸内環境を整える

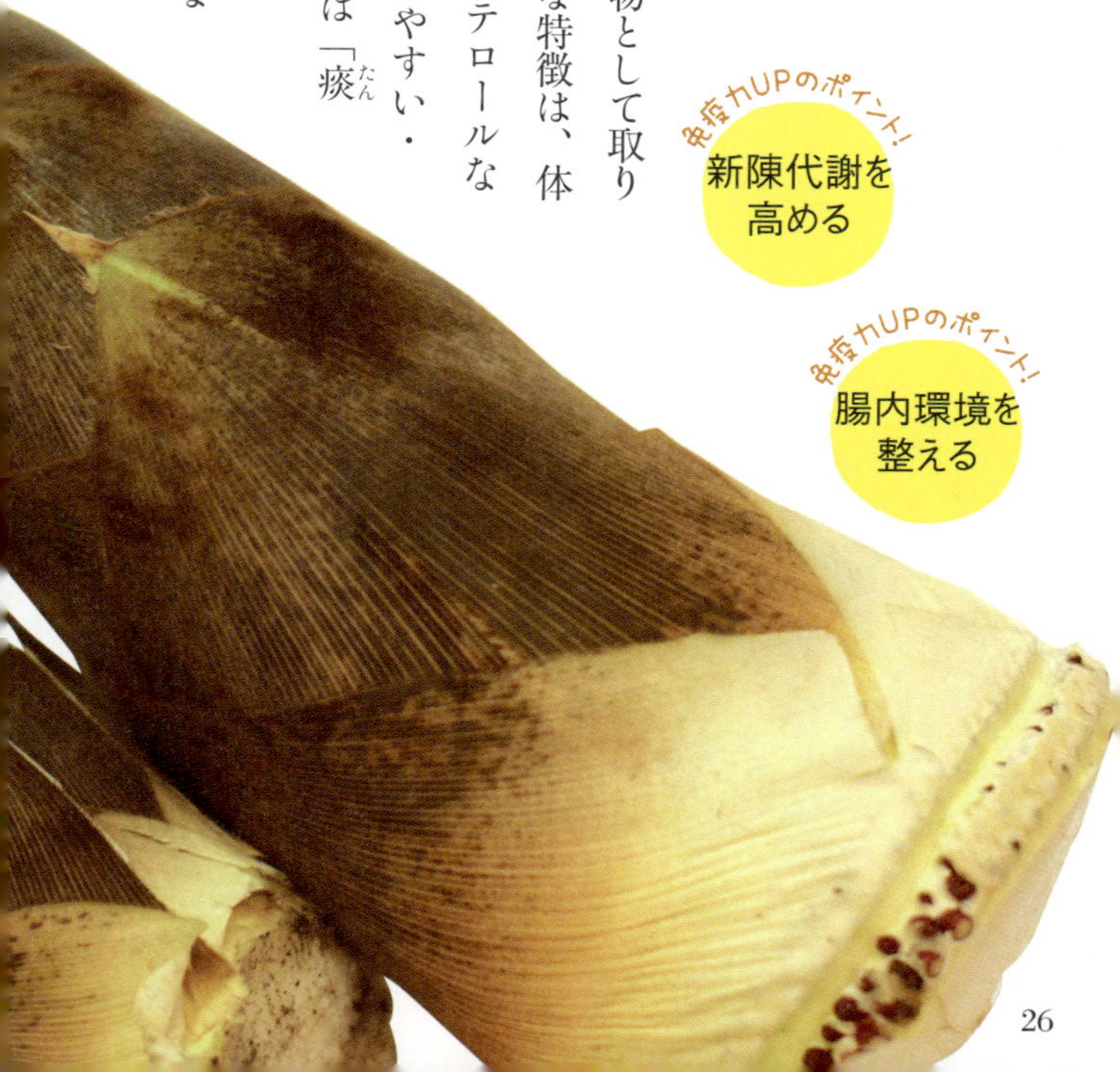

す。食物繊維は便通をよくし、**コレステロールの吸収を抑制**します。カリウムは、ナトリウムの排出を促して、**高血圧を予防・改善**。どちらも動脈硬化の予防に役立ちます。

また、うまみ成分の一つであるチロシンに脳を活性化する働きがあるといわれ、注目されています。

注意

たけのこに含まれるシュウ酸は、カルシウムの吸収をさまたげるので、カルシウムが豊富な小松菜などとは組み合わせないほうがよい。

注目成分

チロシン

アミノ酸の一つ。脳を活性化するといわれ、老化防止効果が期待される。

免疫力UPのポイント!

高血圧を予防・改善

免疫力UPのポイント!

コレステロールの増加を抑制

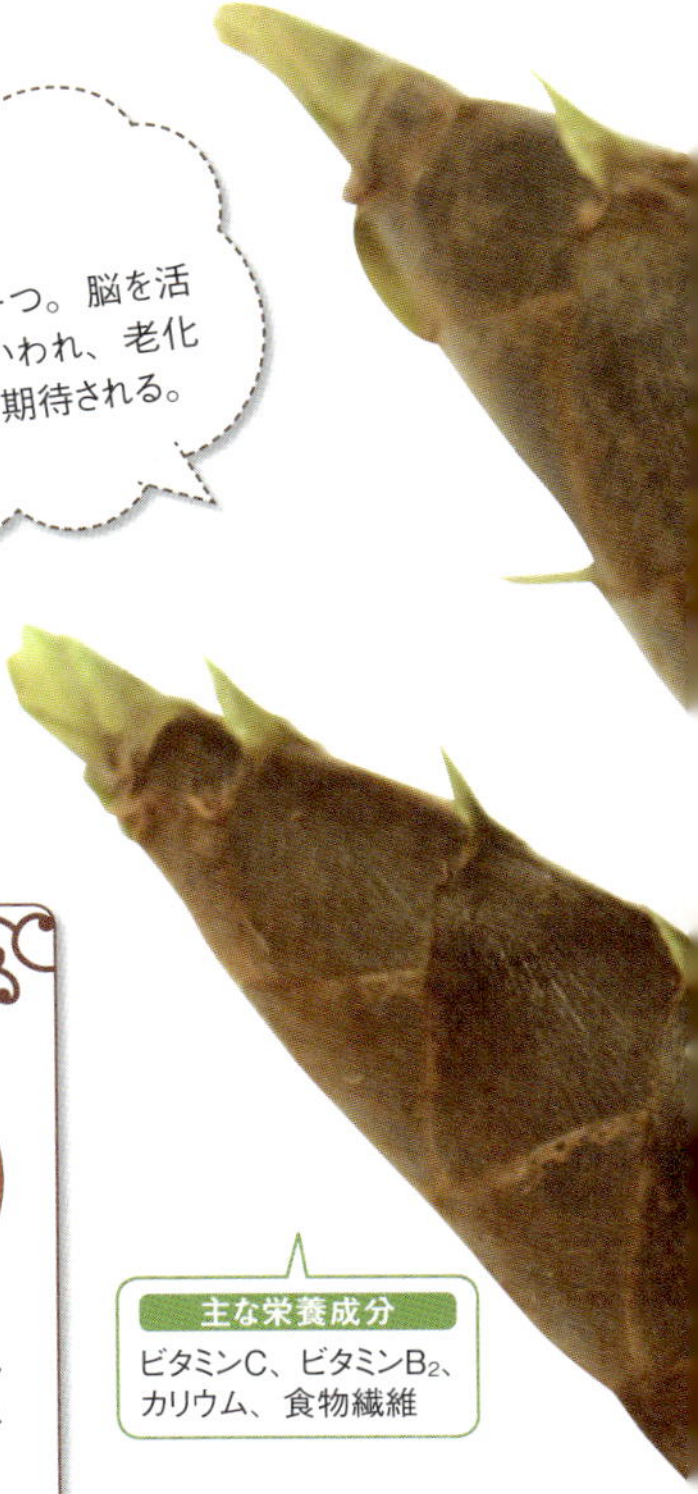

主な栄養成分

ビタミンC、ビタミンB_2、カリウム、食物繊維

薬膳の視点

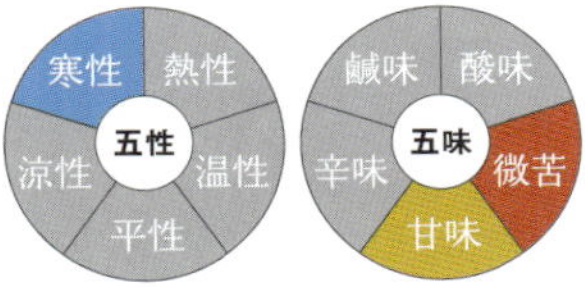

「津液《しんえき》」（体液など）のめぐりをよくして、余分なものの排出を促し、むくみや、脂質異常症などを改善する。

栄養学と
薬膳の視点
から見た

たけのこの

調理と おいしい 食べ方のヒント

1 市販のゆでたけのこなどで、白い粉のようなものが吹き出ているのは、健康に有用なうまみ成分のチロシンなので、取り除かずにそのまま調理するとよい。

2 掘りたてのものは生で食べられるが、採ってから１日でもたったものはアク抜きが必要。油で炒めれば、さらによくアクが抜ける。

3 部位によって調理を変えれば、まるごと１本を味わいつくせる。【絹皮（やわらかい皮）】和え物、酢の物、腕だね【穂先】和え物、たけのこご飯、腕だね【真ん中】煮物、焼き物【根元】すりおろして揚げまんじゅう、薄く切ってたけのこせんべい。

このレシピのポイント

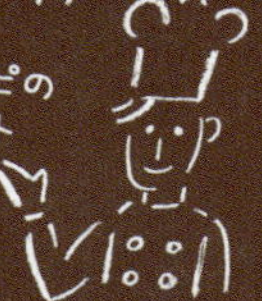

●たけのこ、わかめの豊富な食物繊維が老廃物の排出を促し、便通を改善します。●たけのこ、鯛、わかめの多種類のアミノ酸が一緒になった、うまみたっぷりの一品。木の芽（山椒の若葉）の香りも、健康増進に役立ちます。

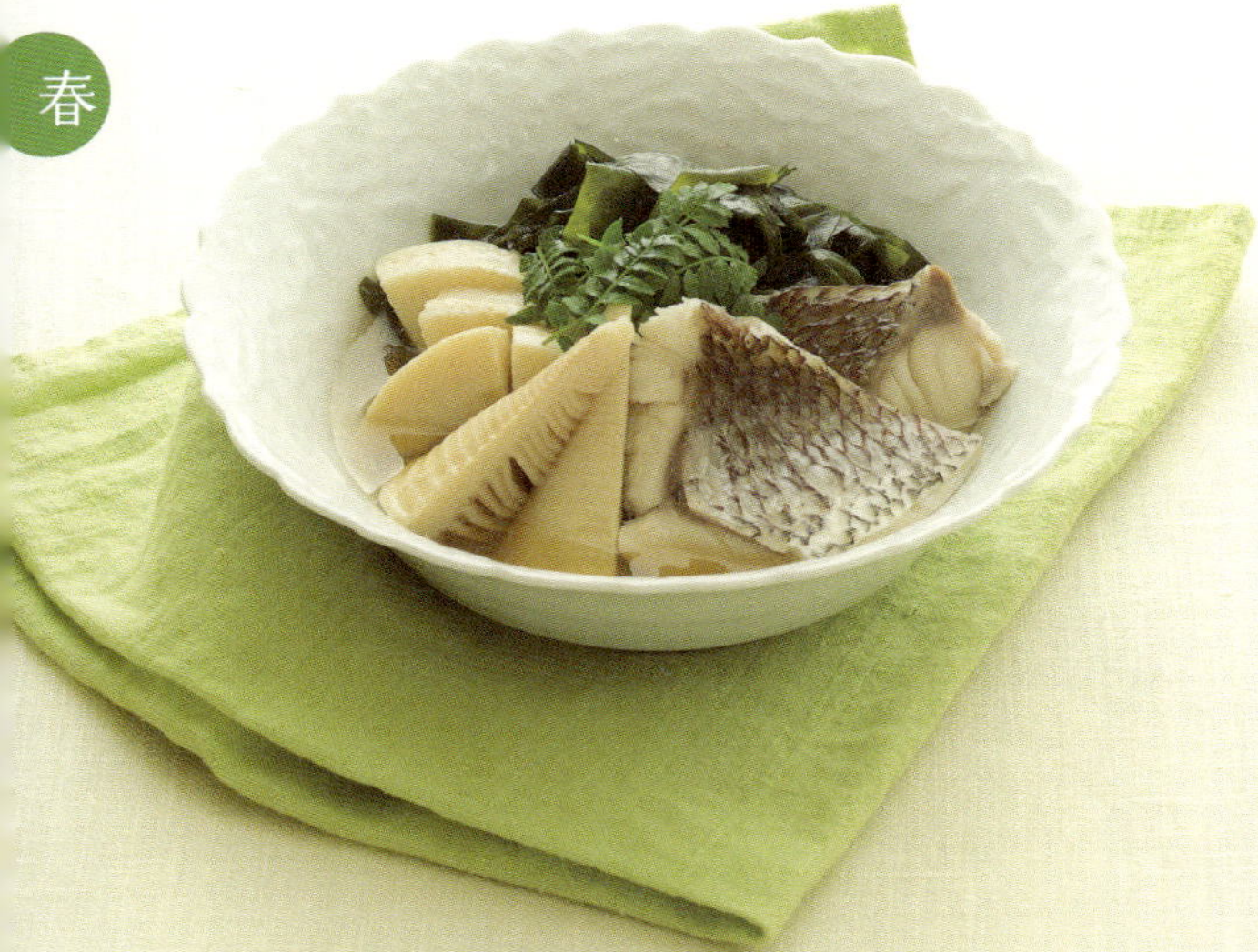

絶品レシピ

老廃物の排出を促し、新陳代謝を高める

薄切りたけのこ、鯛、新わかめのサッと煮

材 料 2人分

ゆでたけのこ…小½本
鯛（切り身）…2切れ
新わかめ（生）…100g
だし…2カップ強
塩…少々
酒…大さじ2
しょうゆ…大さじ1
木の芽…10枚ほど

作り方

1 鯛は流水で洗い、水気をふく。骨をすき取り、半分に切って、酒大さじ2（分量外）と塩少々をふる。たけのこは食べやすい大きさに切り分ける。新わかめは洗って食べやすい大きさに切る。

2 鍋にだしを入れて温め、沸騰したら酒、しょうゆを入れて混ぜ、たけのこを入れて3分ほど煮る。鯛を入れて3分ほど煮て魚の色が変わったら、わかめを加えて2分ほど煮る。

3 器にわかめ、たけのこ、鯛の順で盛り、最後に木の芽を添える。

注目新食材①

強力な抗酸化作用で免疫力をアップ

ルッコラ

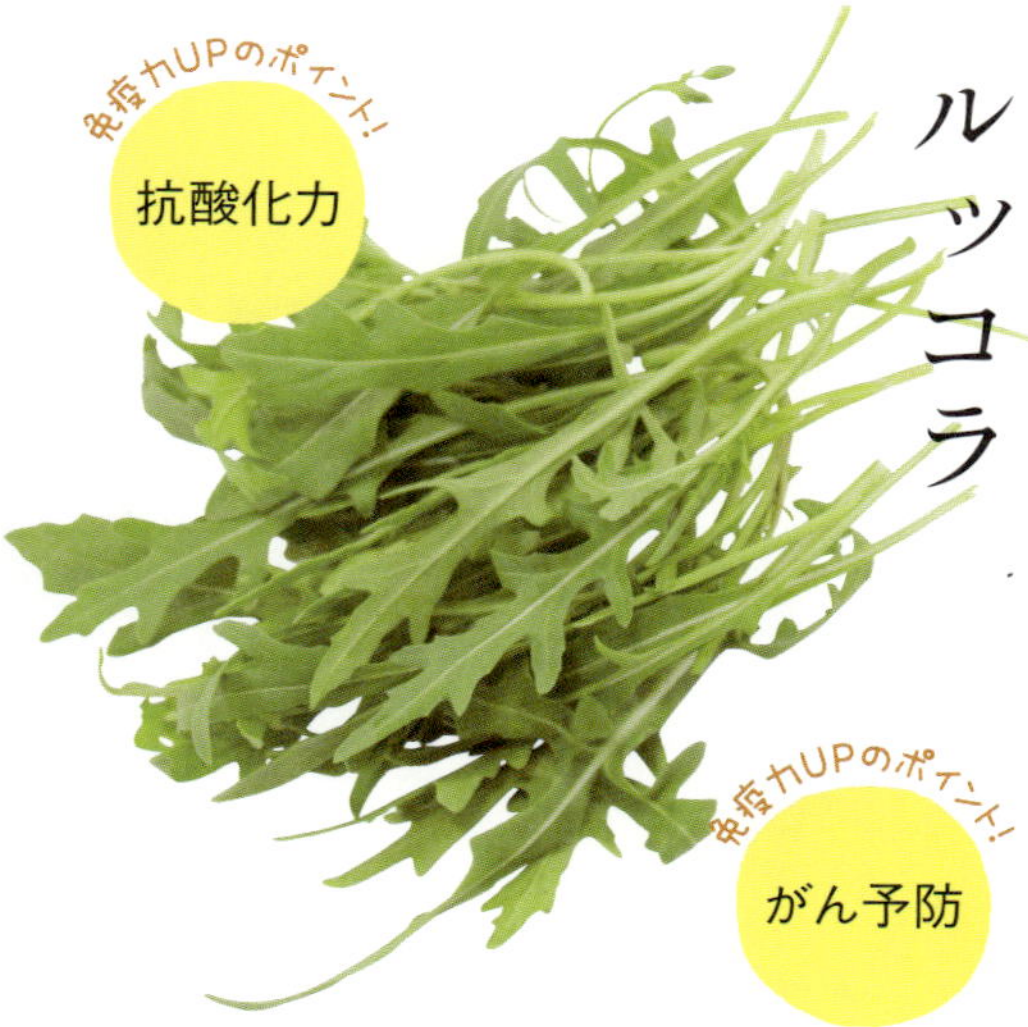
免疫力UPのポイント!
抗酸化力
免疫力UPのポイント!
がん予防

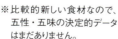

「ロケットサラダ」とも呼ばれる、アブラナ科の野菜です。**豊富なβ《ベータ》-カロテン、ビタミンCの抗酸化作用が免疫力を高めます。**カルシウム、鉄も多く含みます。サラダや、ピザトーストのトッピングなどにして、生で手軽にビタミン、ミネラルをとれることも長所。

ピリッとした辛味に加えて、ごまのような風味が特徴的です。辛味成分のアリルイソチオシアネートなどの、抗がん作用も注目されています。

よく似た野菜のセルバチコ（別名ワイルドルッコラ）は、別種ですが、味も栄養素もほぼ同じです。

薬膳の視点

※比較的新しい食材なので、五性・五味の決定的データはまだありません。

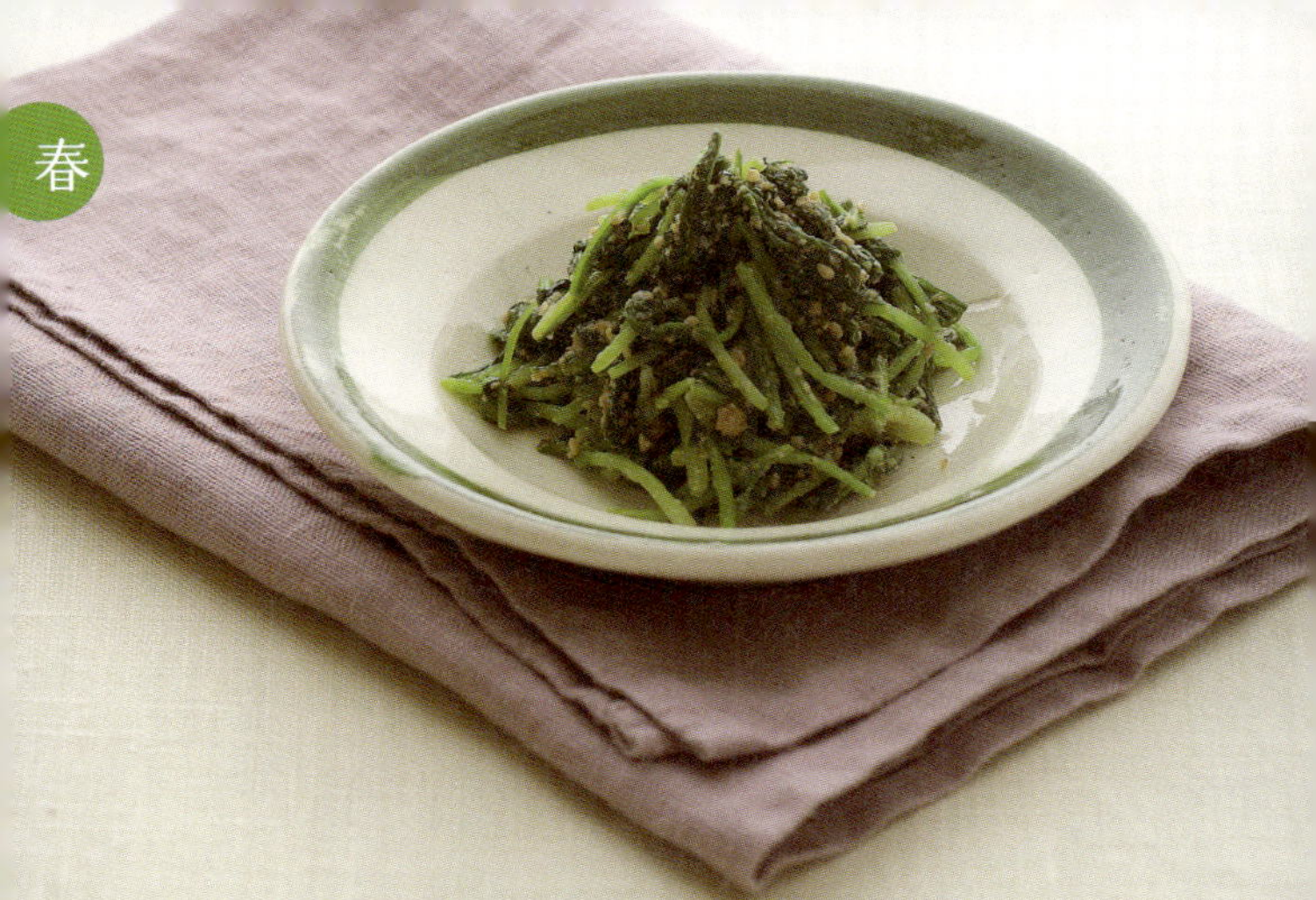

春

ごまの抗酸化力をプラス！

絶品レシピ

ごま和えルッコラ

材料 2人分

ルッコラ…3束
（ゆでて160g）
しょうゆ…大さじ½
だし…大さじ1
白すりごま…大さじ1½

作り方

1 ルッコラは沸騰した湯で30秒ほどゆで、冷水にとる。水気をしぼり、根元を切り落として3cmの長さに切る。
2 ボウルにしょうゆ、だしを入れて混ぜ、1のルッコラをもう一度しぼって、ほぐしながら入れる。白すりごまを加えてよく和え、器に盛る。

このレシピのポイント
ごまも抗酸化成分を含み、油分がβ-カロテンの吸収を高めるので、抗酸化力がアップ。また、白すりごまは潤す作用が高く、便秘を改善します。

体の湿気を取って じめじめ期の不調を改善

スナップえんどう

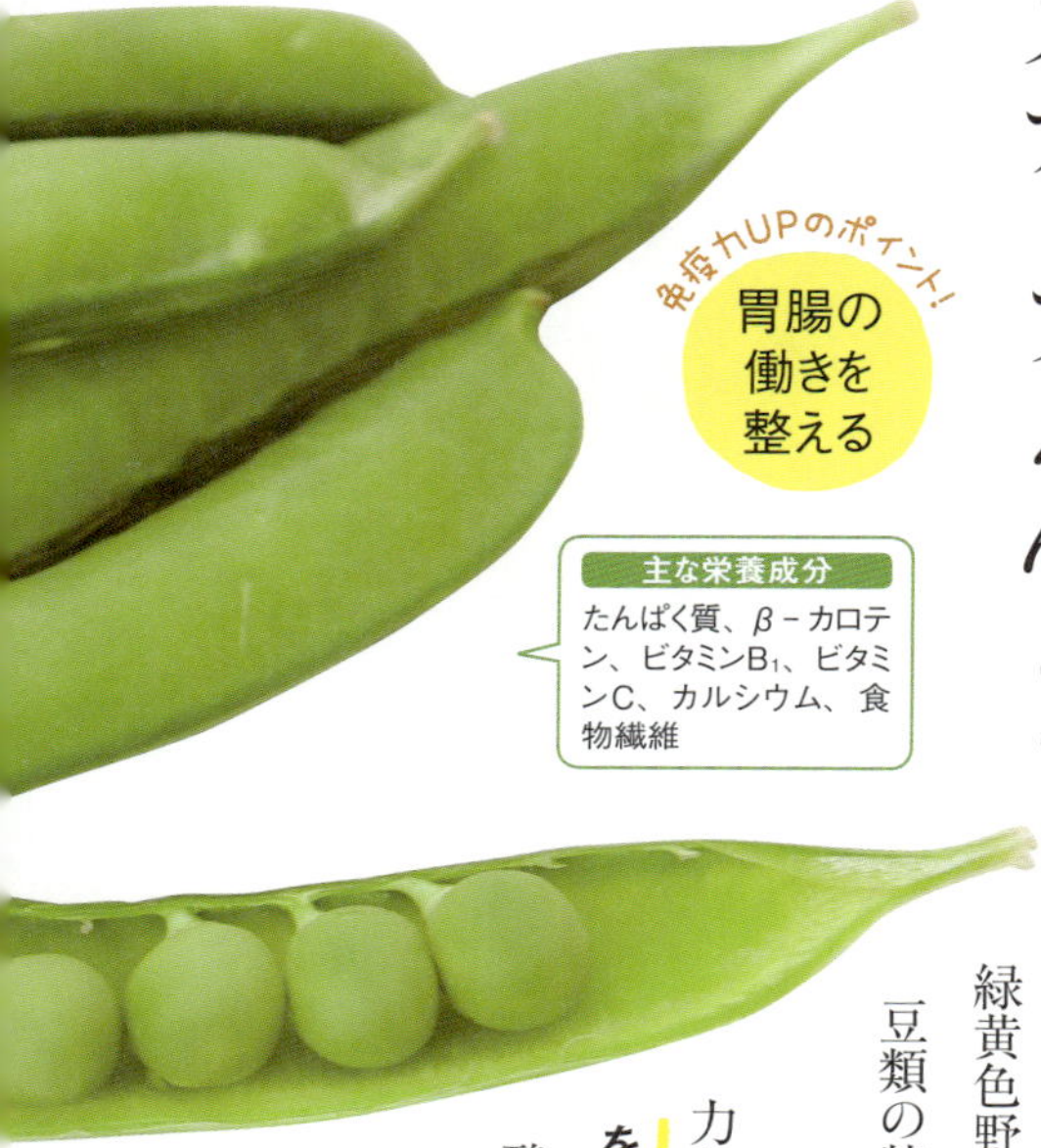

免疫力UPのポイント!

胃腸の働きを整える

主な栄養成分

たんぱく質、β－カロテン、ビタミンB_1、ビタミンC、カルシウム、食物繊維

さやと豆の両方を食べるスナップえんどうは、野菜のみずみずしさと栄養、豆の食感と栄養を、同時に取り入れることができます。β《ベータ》－カロテンやビタミンCの豊富さは、緑黄色野菜の特徴。ビタミンB_1やたんぱく質を含むのは、豆類の特徴です。

β－カロテン、ビタミンCは抗酸化作用で免疫力をアップ、ビタミンB_1は**糖質を代謝し、疲労回復を促します**。また、たんぱく質を構成するアミノ酸のうち、糖質の代謝を促すリジンを多く含んでいます。

薬膳で、緑の豆類の長所とされるのは、**体内の湿気を取り除き、胃腸の働きを高める**作用です。湿気が多いと胃腸が弱くなり、体力も低下

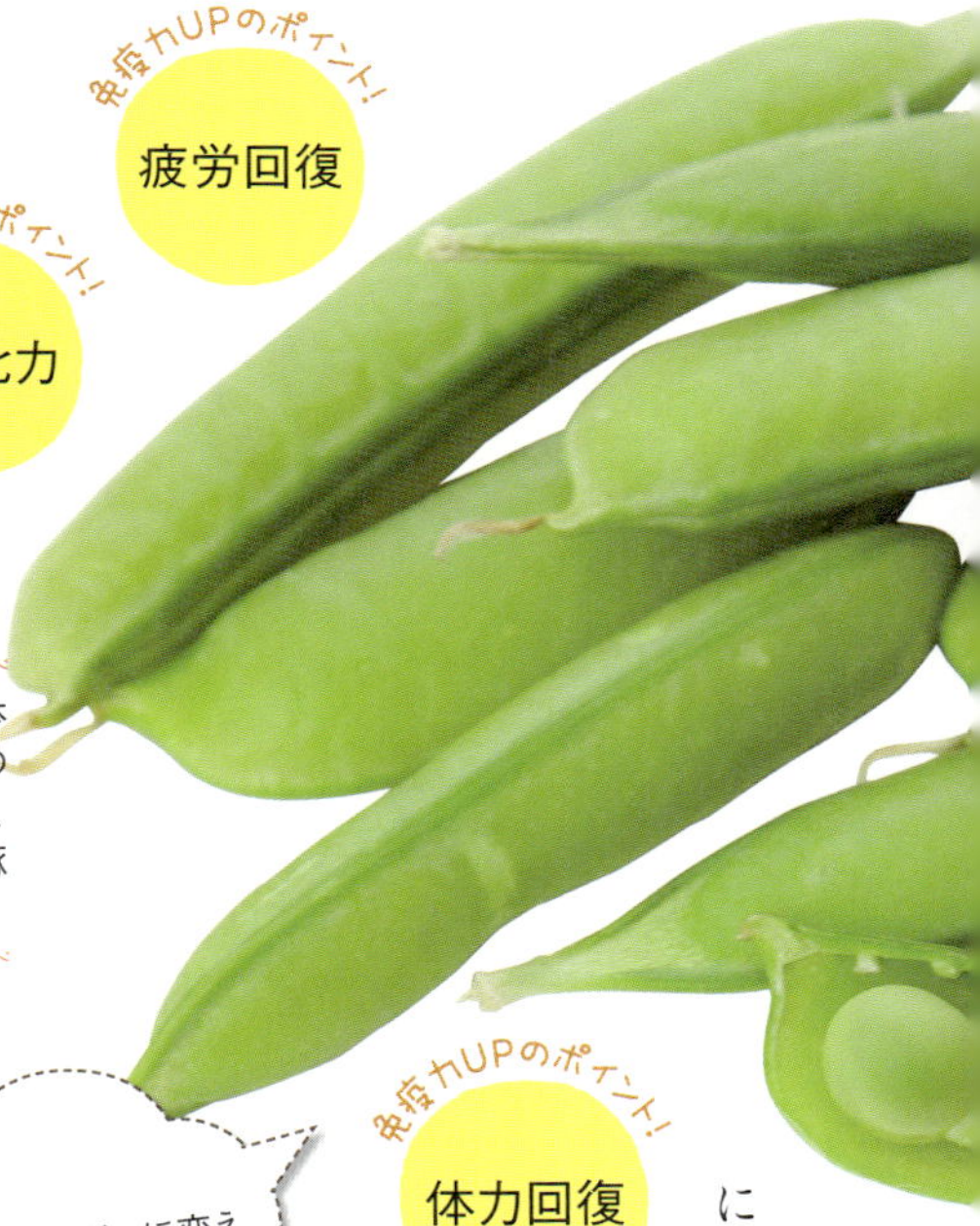

するので、湿度が高くなる時期は、豆類を積極的に食べて、体力を回復させましょう。

免疫力UPのポイント!
疲労回復

免疫力UPのポイント!
抗酸化力

免疫力UPのポイント!
体力回復

注意

スナップえんどう自体も糖質を含んでいるので、豆類だけでなく、ビタミンB_1が豊富な豚肉などもとるとよい。

注目成分

ビタミンB_1

糖質を代謝してエネルギーに変える。不足すると、糖はエネルギーに変換されず、疲労物質になってたまるので、毎日欠かさずにとる必要がある。豚肉やうなぎ、植物性食品では豆類、米の胚芽に多く含まれる。

薬膳の視点

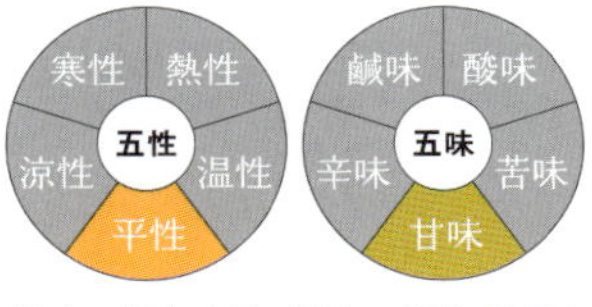

体内の湿気を取り除き、消化吸収を担う「脾《ひ》」「胃」の働きを高めて、「気」を補い体力を回復させる。

栄養学と薬膳の視点から見た

スナップえんどうの調理とおいしい食べ方のヒント

1 ゆでると甘味が増すが、加熱に弱いビタミンB_1、ビタミンCを壊さないようにするには、手早く調理することが大切。歯ごたえもほどよく残して食感を楽しみたい。

2 β－カロテンの吸収を高めるには、炒め物にしたり、ドレッシングを使うなど、油と合わせる調理法がよい。

3 スナップえんどうのほか、春から夏が旬のグリンピース、そら豆、さやいんげん、枝豆などいろいろな種類の豆をとり合せてサラダにすると、少しずつ違う栄養素をとることができ、見た目にも楽しく、おいしくいただける。

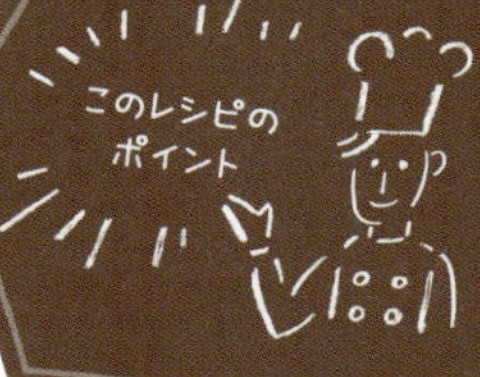

●豆類の栄養素と健康作用をたっぷり取り入れられるほか、えび・玉ねぎの体を温める作用が一緒に働くので、冷え症の改善にも役立ちます。●レモン汁をかけて時間をおくと豆の色が悪くなるので、必ず食べる直前にかけます。

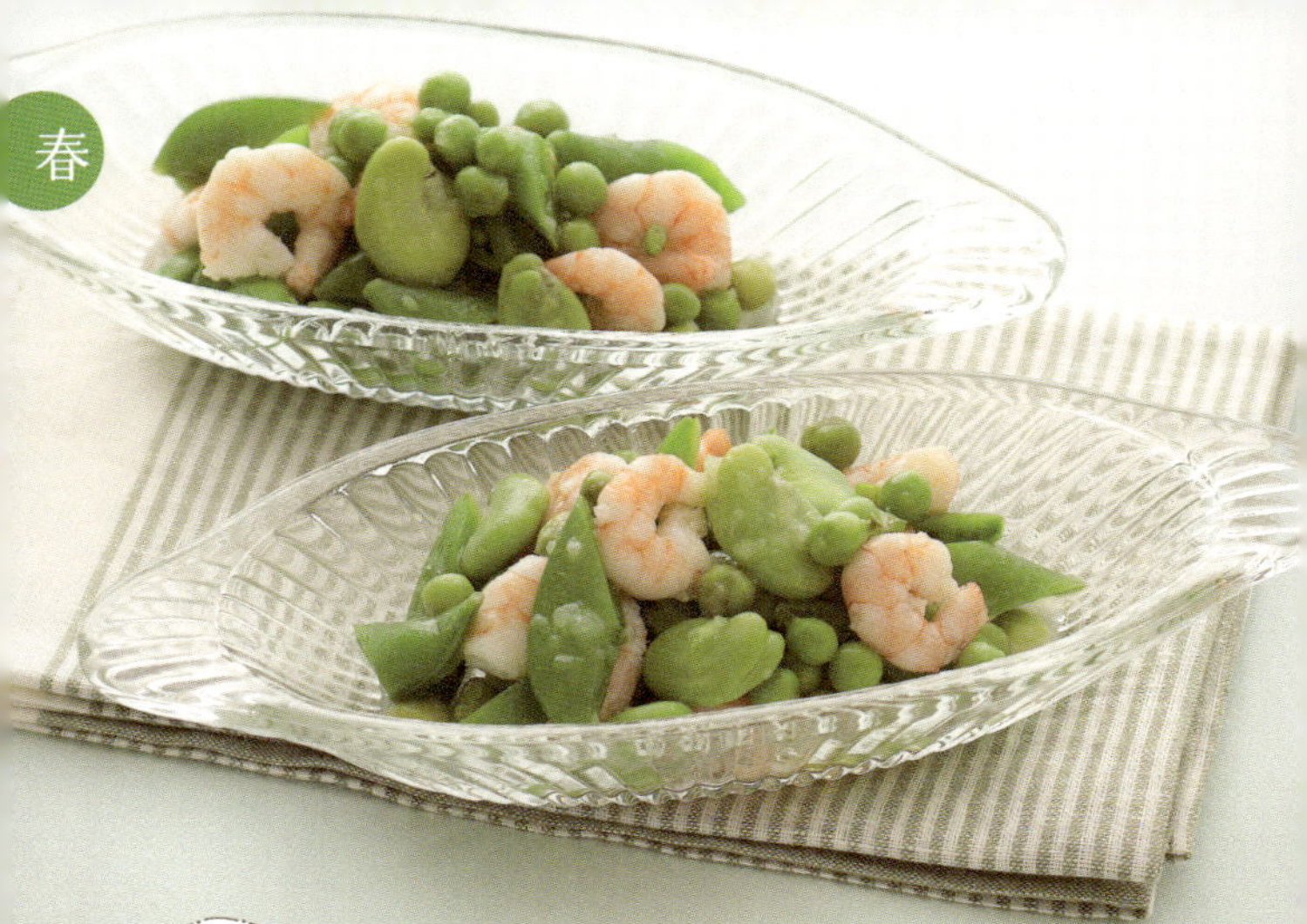

絶品レシピ

湿気を取ってむくみを改善！

スナップえんどうの豆豆サラダ

材 料 2人分

スナップえんどう…100g
（両側のすじを取る）
グリンピース…
（さやをむいたもの）80g
そら豆…８本
（さやをむいた正味60g）
玉ねぎ（すりおろす）
…大さじ１½
小えび（ボイル）…120g
塩…小さじ¼
オリーブ油…大さじ２
黒こしょう…ひきたてを少々
レモン汁…大さじ２

作り方

1 たっぷりの湯を沸かし、塩少々（分量外）を入れて、スナップえんどう、グリンピース、そら豆の順にゆでる。そら豆は皮をむく。
2 小えびは熱湯を回しかけて水気をきり、ペーパータオルを重ねた上でしっかり水気を取る。
3 ボウルにおろし玉ねぎ、塩を入れてよく混ぜ、オリーブ油を加えてさらによく混ぜる。2の小えび、1の豆の順に入れて混ぜ合わせる。
4 こしょうをふり、食べる直前にレモン汁を回しかけて器に盛る。

貧血を改善！婦人科系のトラブルも解消

やりいか

いかには、さまざまな種類がありますが、冬から春先までは、やりいかがおいしい季節。低脂肪、高たんぱくのヘルシーな食材です。

コレステロールを多く含んでいますが、血中コレステロールを減らすタウリンを豊富に持つため、結果的に**コレステロールを減らし、動脈硬化を予防します**。また、タウリンには、肝機能を高める働きがあるとされています。

肝臓は、栄養を貯蔵し、血流を調節する働きを持ちま

注目成分

タウリン
アミノ酸のシステインから合成される成分。肝機能アップ、血中コレステロールを減らす、高血圧を改善するなどの作用があるといわれる。

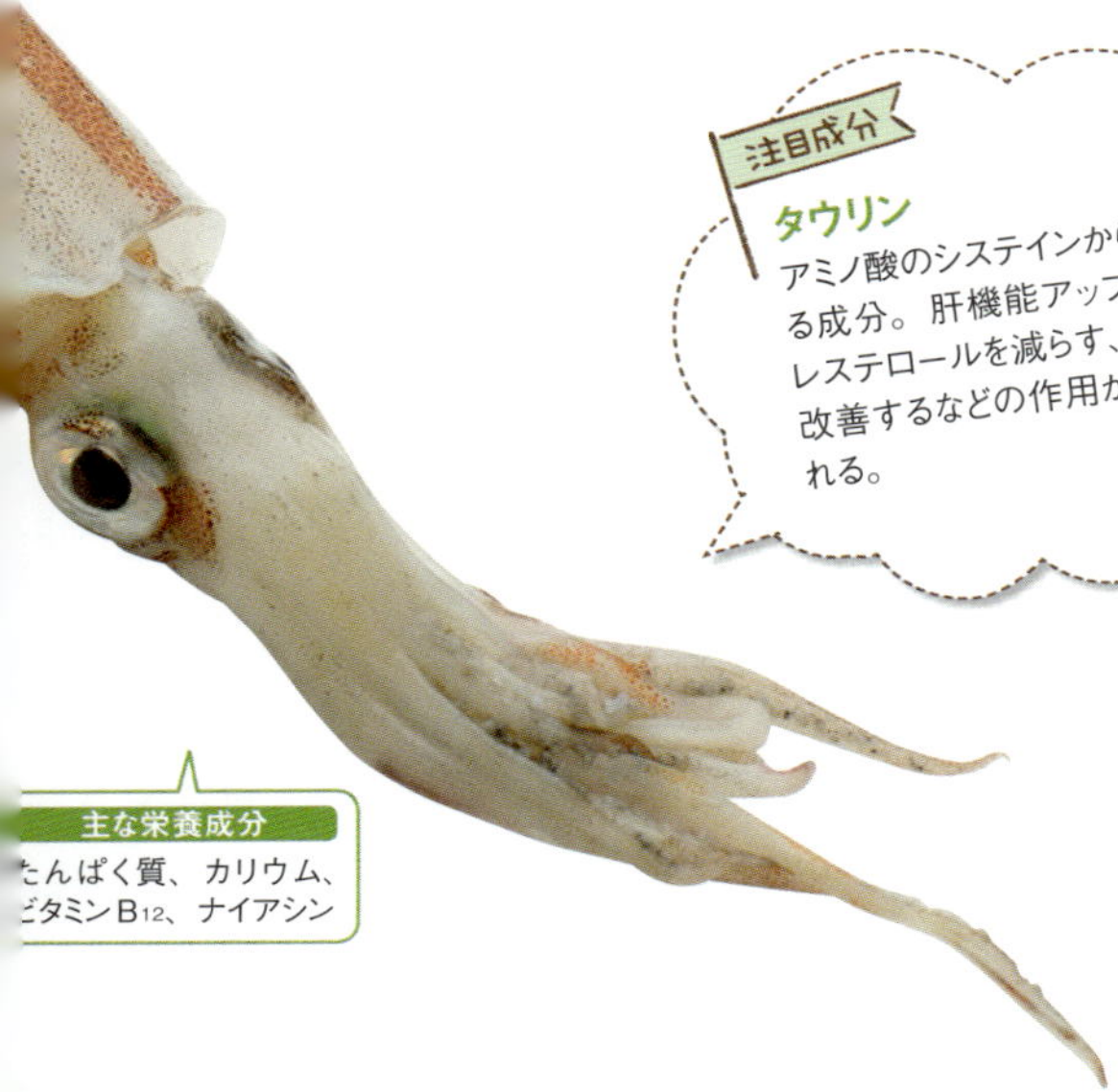

主な栄養成分
たんぱく質、カリウム、ビタミンB_{12}、ナイアシン

すが、薬膳のとらえ方も同じで、「肝」は「血」をたくわえ、血のめぐりを司るとします。そして、いかは「血」を養い、滞った血をめぐらせることによって、「肝」の働きを助けます。**貧血や、月経不順、月経困難など女性に多い悩みの改善**にも役立てられます。

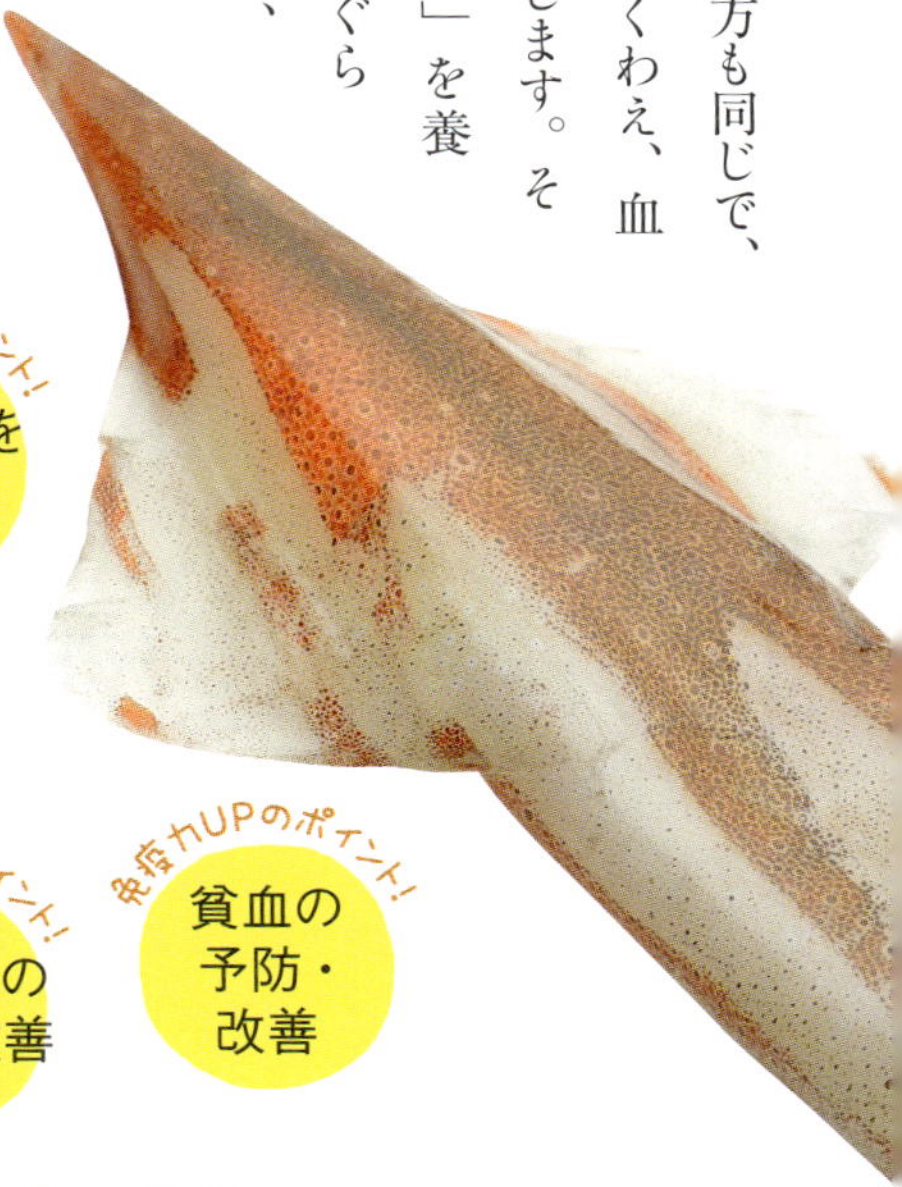

免疫力UPのポイント!
動脈硬化を予防

免疫力UPのポイント!
肝機能をアップ

免疫力UPのポイント!
婦人科系のトラブル改善

免疫力UPのポイント!
貧血の予防・改善

薬膳の視点

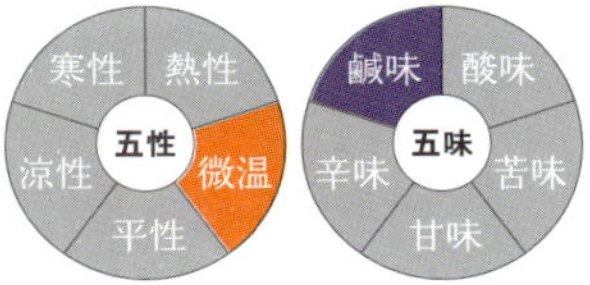

「陰」を補って健康な血液を増やし、「肝」の働きを助ける。また、「肝」と関連する目の疲れを取り、視力の低下を抑える働きもある。

注意

生のいかは、調理したものより消化しにくいので、胃腸が弱い人はサッとでも加熱したほうがよい。

栄養学と
薬膳の視点
から見た

やりいかの調理とおいしい食べ方のヒント

1 タウリンは水溶性なので、汁まで味わえる料理にして、タウリンを十分に取り入れたい。

2 カレー粉を合わせると、肝機能を高める作用がさらにアップする。カレー粉に配合されているターメリック（うこん）が胆汁の分泌を促し、肝臓の働きを助ける。

3 軽くゆでたいかを、生野菜などと合わせてサラダにしてもおいしい。このとき、キウイフルーツ、マンゴー、パイナップルなど、たんぱく質分解酵素を持つくだものをすりおろしてドレッシングにすれば、いかのたんぱく質が消化されやすくなる。

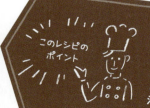

このレシピのポイント

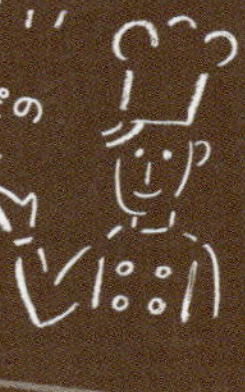

●いかが「血」を養い、アスパラガスが新陳代謝を活発にするので、効果的に疲労回復できます。●タイムには強力な抗菌作用があり、食あたりを防ぎます。●ゆでたパスタと合わせれば、汁をからめておいしくいただけます。

春

絶品レシピ

「血」を養って、すっきり疲労回復！

やりいかのハーブ炒め アスパラ添え

材 料 2人分

やりいか（小）…２杯
（正味200g）
アスパラガス…１束
にんにく（小）…１片
（粗みじん切りにする）
タイム（生）…３～４枝
酒…大さじ２
オリーブ油…大さじ½
塩…小さじ¼
白こしょう…ひきたてを少々
白ワイン…大さじ３

作り方

1 やりいかは腹わたを軟骨から外して、足と一緒に抜き取る。骨を取り、薄皮をむく。胴を８mm幅の輪切りにし、えんぺら、足も食べやすく切る。酒をふり、合わせておく。

2 アスパラガスは皮のかたい部分をむき、斜め切りにする。

3 フライパンにオリーブ油を温め、にんにくを加えて香りを立たせ、1の水気をきって入れ、ひと炒めする。2を加え、塩、白こしょうを入れて軽く混ぜ、白ワインをふり、タイムを入れて蓋をする。１分弱ほど蒸して火を止め、器に盛る。

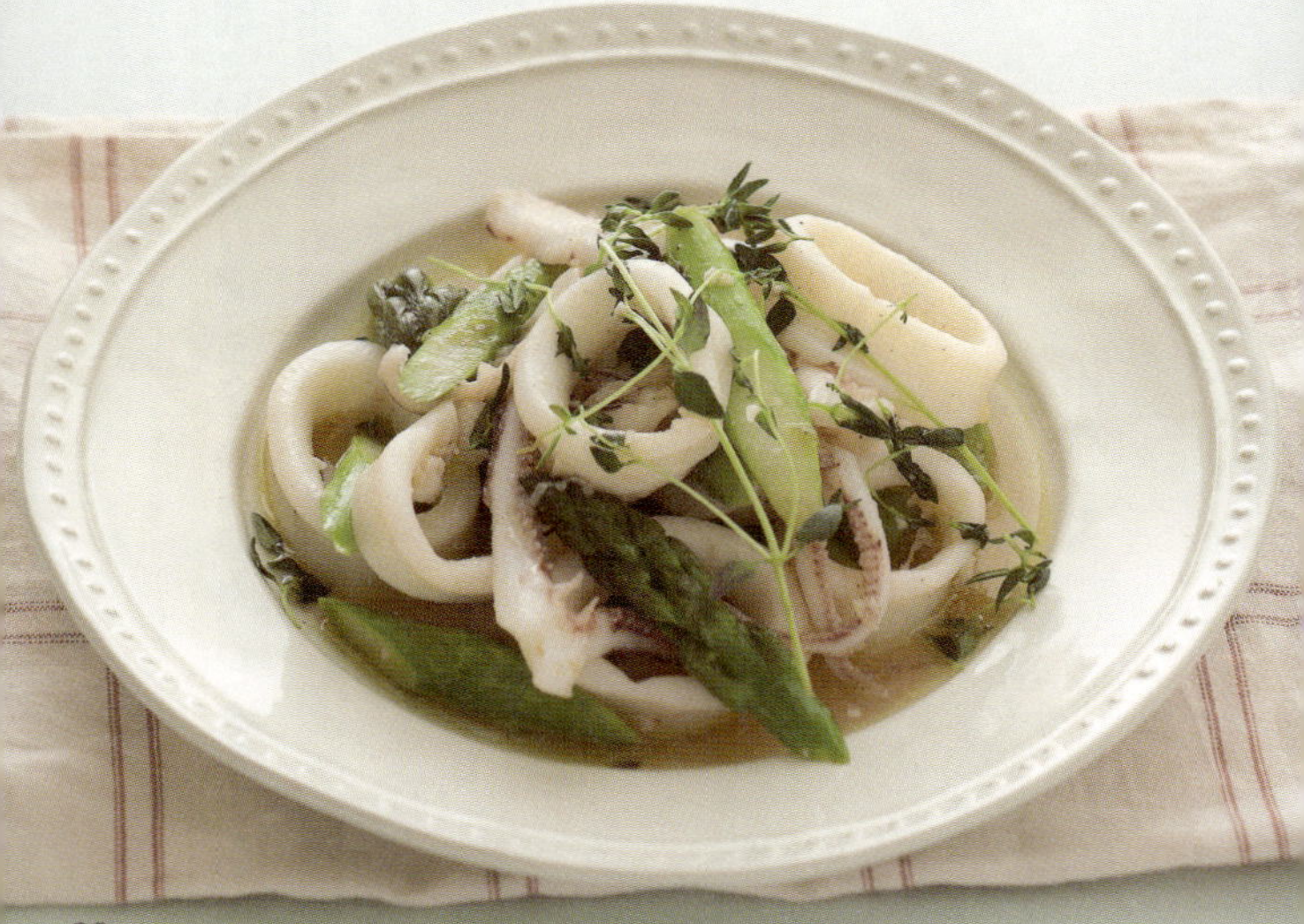

抗酸化成分 ビタミンCの宝庫 いちご

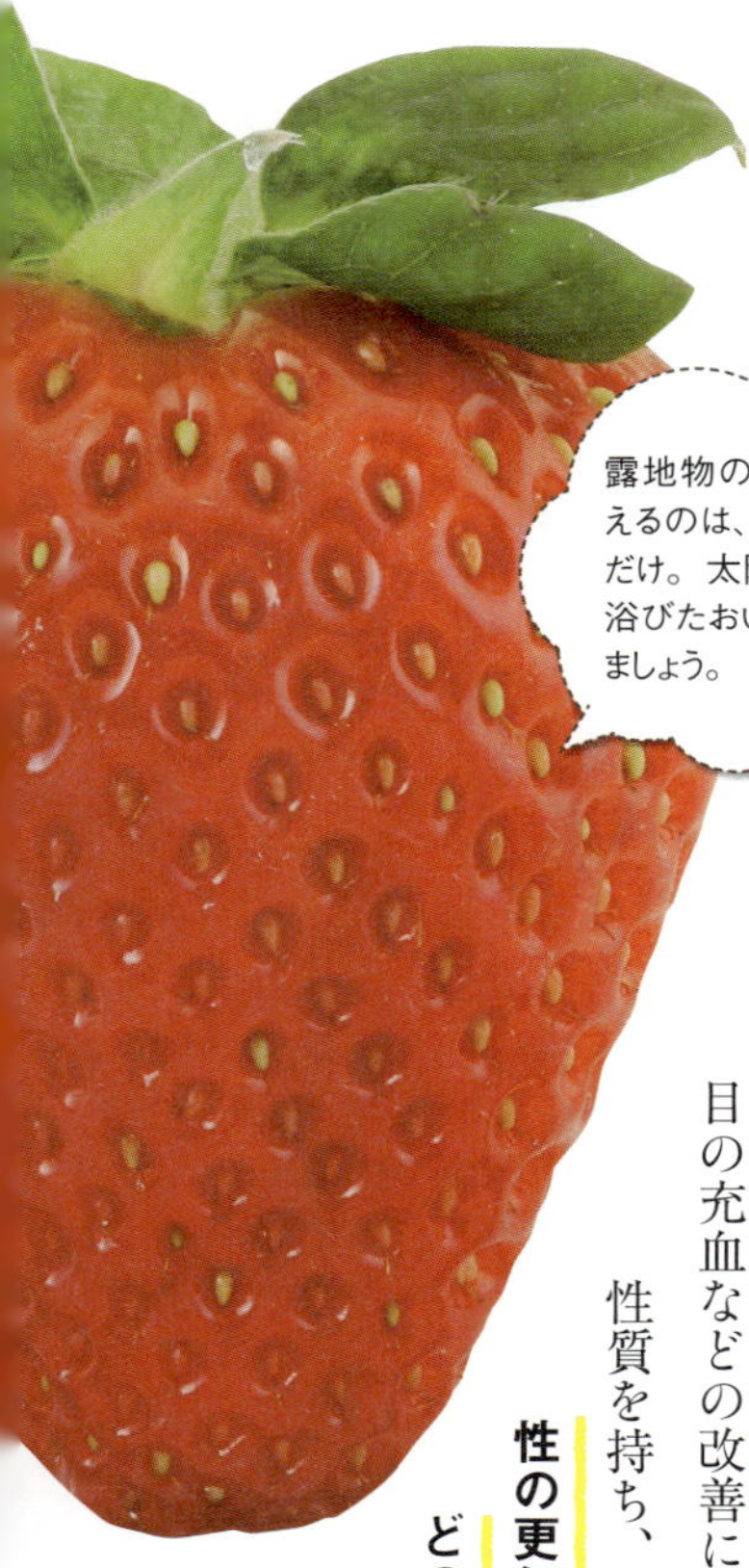

露地物のいちごを味わえるのは、春の短い間だけ。太陽の光を直接浴びたおいしさを堪能しましょう。

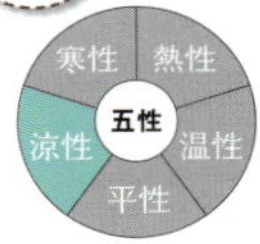

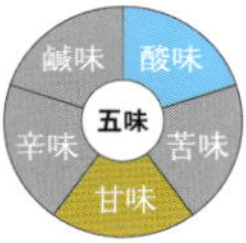

抗酸化成分であるビタミンCをとても豊富に含みます。また、**エラグ酸というポリフェノールを含み、ビタミンCとともに抗酸化作用を高め、免疫力をアップ**させます。エラグ酸はほかに、ざくろなどに含まれ、美白作用も注目される成分です。

薬膳的には、体を潤し、熱を冷ます作用から、発熱、空咳、目の充血などの改善にすすめられます。また、「陰」の性質を持ち、「陰」の「気」を補うことで、**女性の更年期に特有の、のぼせ、ほてりなどの症状をやわらげます**。体が冷えているときは、食べる量を控えるように注意しましょう。

血糖値を急上昇させない甘さ

さくらんぼ

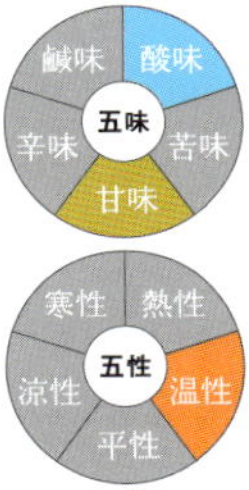

さくらんぼの甘さのもとは、ソルビトールという糖アルコール。梨、りんご、プルーンなどにも含まれています。糖アルコールは小腸で吸収されにくく、**血糖値を急上昇させないため、糖尿病や動脈硬化の予防に役立ちます**。そのため、血糖値が高い人の代替甘味料としてよく利用されますが、清涼感とともにコクのある本来の甘さは、くだものでしか味わえません。

薬膳では、体内の湿気を取り除くと同時に、津液《しんえき》（体液など）をつくる作用が注目されます。湿気を取ることで、**関節痛やむくみを改善**し、一方で肌をしっとりと潤します。

くだものには冷やす性質のものが多いですが、さくらんぼは温める性質なので、のぼせのある人は、食べすぎないように注意。

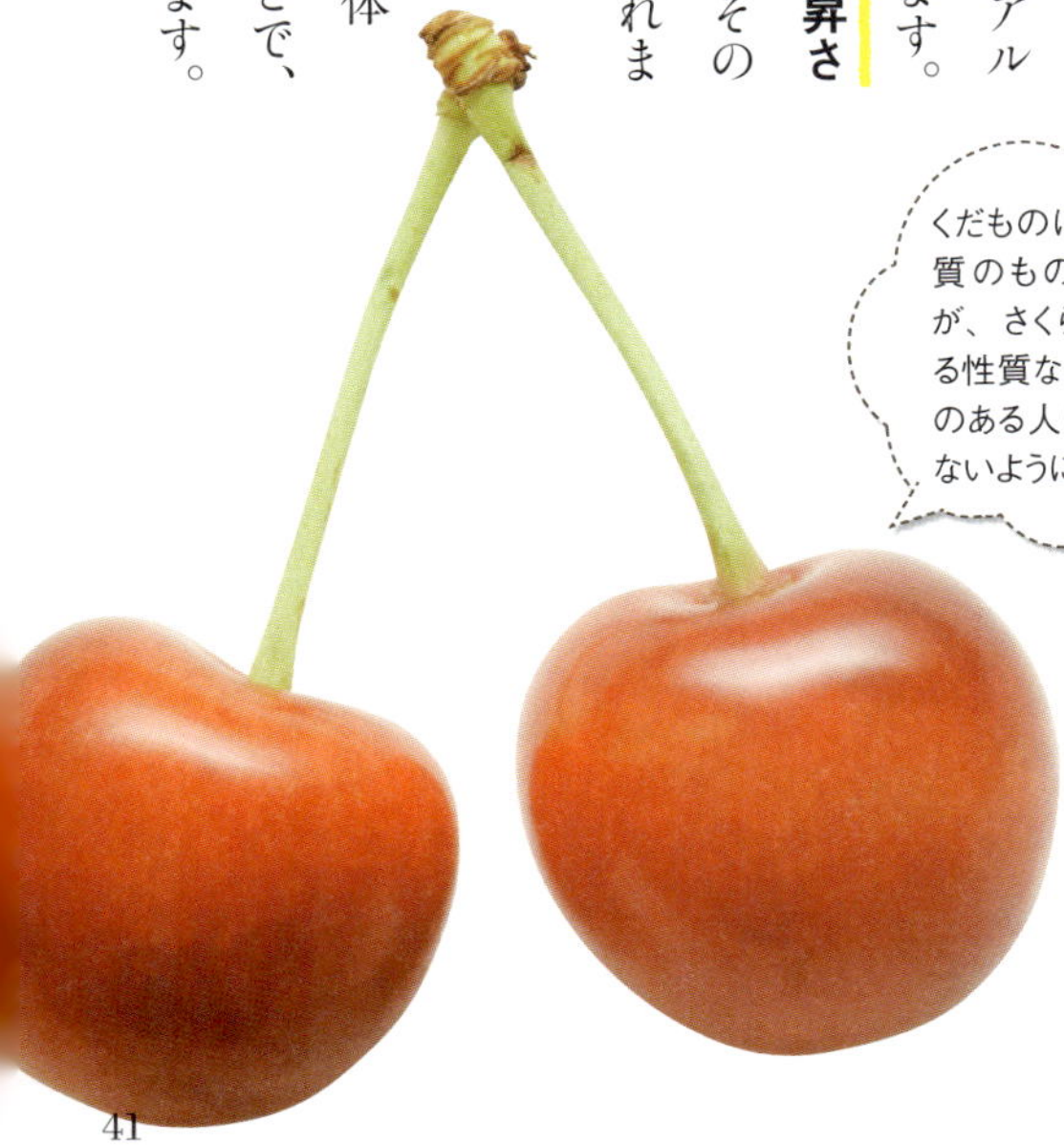

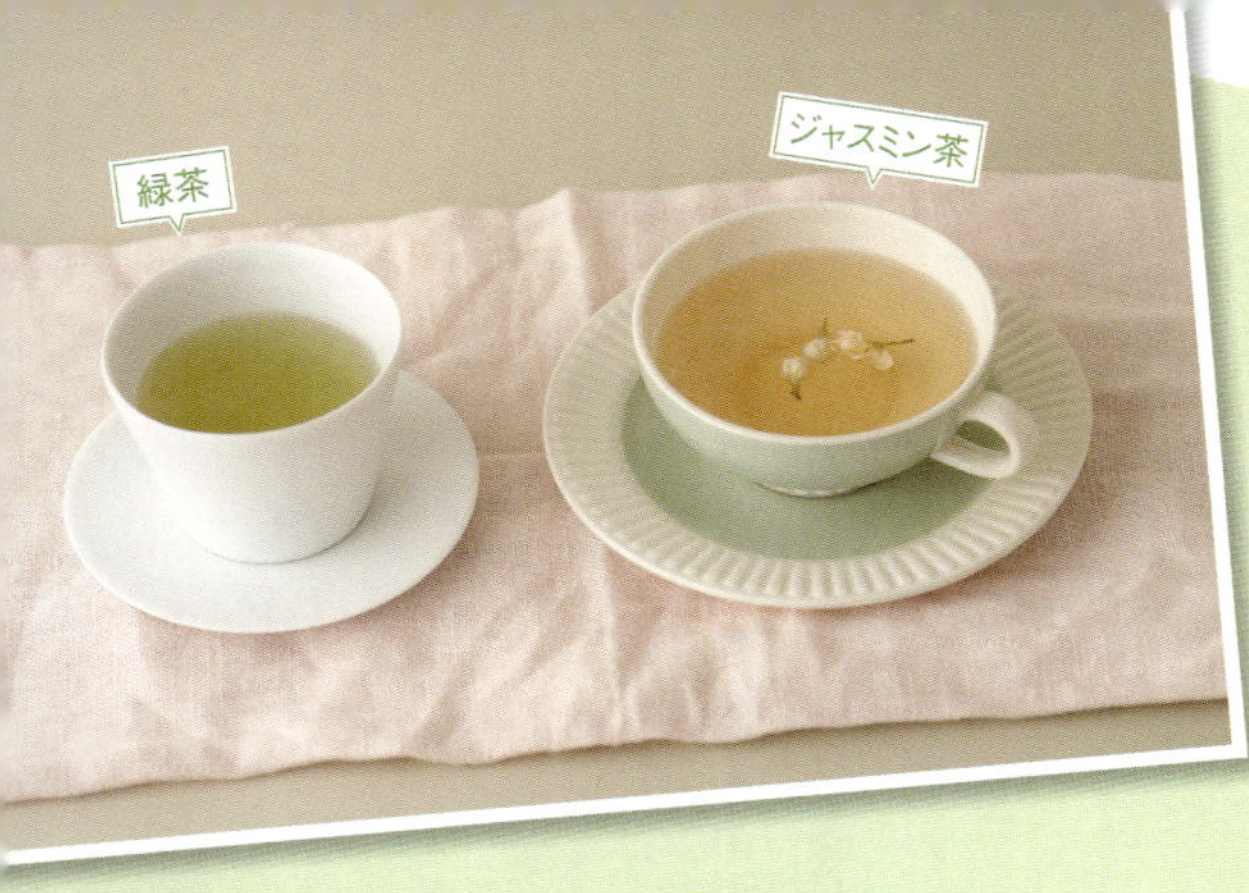

気温が上がりはじめる時季、体の熱を冷まして体調を整えて！

暖かさが増してきたら、体にこもった熱を冷ます飲み物をとって、体調を整えましょう。ただし、氷を入れた飲み物は冷えすぎるので、おだやかに熱を冷ます性質の**緑茶**や、**ジャスミン茶**がおすすめです。

とくに新茶には、春の「気」が含まれていて、エネルギーや血液を全身によくめぐらせてくれます。また、ジャスミン茶の香りは、不安定になりがちな春の精神状態を落ち着かせてくれます。

緑茶・ジャスミン茶（→ P146）

ドリンクレシピ

緑茶（新茶）・ジャスミン茶の淹れ方

どちらものお茶も、一度沸騰させた湯を、緑茶は 70 ～ 80℃、ジャスミン茶は 80℃前後に冷まして淹れる。

＊ジャスミン茶には、茶葉にジャスミンの花の香りだけ移したものと、花そのものを茶葉に混ぜたものがあります。写真は花入りのジャスミン茶を淹れ、花を浮かべました。

梅雨

日本人の健康の要は、湿気対策
胃腸を丈夫にして力をつけましょう

海に囲まれた日本は、一年を通して湿度が高め。その影響で、日本人の多くが、消化器系が弱いという体質的な特徴を持っています。消化器系が弱いと、栄養を十分に吸収できないため、パワー不足につながります。

梅雨の季節は、そら豆、さやいんげん（スナップえんどうを含む）、冬瓜《とうがん》、はと麦など、体内の湿気を取り除く食材をとり、胃腸を元気にしましょう。

また、梅雨のころは気温も高くなるので、エネルギーも消耗しやすくなります。うなぎ、鯵《あじ》などでエネルギーや気力を補うとよいでしょう。

次のページで紹介する梅は、梅雨から夏に積極的に食べたい、大切な食材です。

梅

酸っぱさが、胃腸の健康と疲労回復に効果的！

薬膳の視点

五性：寒性・熱性・温性・平性・涼性（平性）

五味：鹹味・酸味・苦味・甘味・辛味（酸味）

※「渋味」もあるが、酸味の一種とされ、働きも酸味と同様。

免疫力UPのポイント！
疲労回復

免疫力UPのポイント！
胃腸の働きを整える

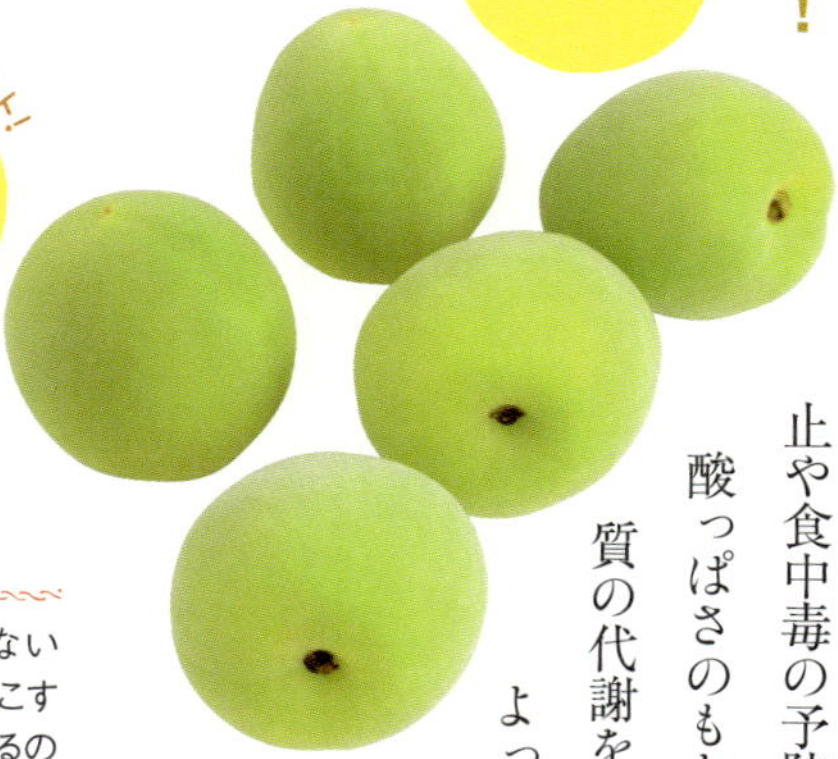

梅雨のころに実をつける梅は、殺菌作用があり、腐敗防止や食中毒の予防に役立ちます。

酸っぱさのもとになるクエン酸やリンゴ酸は、糖質や脂質の代謝を高める作用や、疲労物質を抑える作用によって、疲労回復を助けます。また、酸味が唾液や胃液の分泌を促し、胃腸の働きを活発にします。さらに、酸味は、喉の渇きを潤し、水分代謝を整えるので、**疲労回復作用と合わせて、夏バテ予防に効果的**です。

梅干し、梅シロップ、梅酒などを手作りして味わうのもよいでしょう。

注意

青梅（熟していない実）には中毒を起こす物質が含まれているので、決して生で食べないこと。梅干しは塩分が多いので注意。

夏

Summer

の免疫力アップ食材&料理

夏

夏野菜で熱中症を予防し、薬味で〝夏冷え〟を防ぎましょう

夏の平均気温が上がり続けている近年は、真剣に、暑さと湿気から体を守ることを考えなければなりません。また、体温を上げすぎないために冷房を利用することも大切ですが、同時に、冷え対策も必要です。

冷やしすぎずに、穏やかに体の熱を取るには、夏野菜のトマト、なす、きゅうり、冬瓜《とうがん》、緑豆《りょくとう》、緑豆もやしなどを食べるのがいちばんです。夏野菜の多くは、薬膳的にみると、水分代謝を調節する作用を持っています。体に余分な水分があるときは排出を促し、不足しているときは水分を生むので、夏野菜で適切な水分補給ができます。

一方で、カフェインの多いお茶類は、たくさん飲むと利尿作用によって脱水症状を招

くおそれもあるので、飲みすぎに注意してください。

とうがらし、しょうがなどの辛味は、発汗を促して熱を外に出してくれるので、こしょうやカレー粉などのスパイス類とともに上手に利用しましょう。そして、汗とともに流出してしまうビタミン、ミネラル、水分は、夏野菜のほかに、すいか、メロン、パイナップルなど夏のくだもので補いましょう。ほどよい糖質によってエネルギー補給もでき、熱中症や夏バテを防ぎます。

冷房で体が冷えたときも、薬味やスパイスが活躍します。しょうが、しそ、みょうが、ねぎなどの薬味や、こしょう、シナモンなどのスパイス類が、「気」と「血」のめぐりをよくして体を温めるのです（１４４〜１４５ページ参照）。冷やす性質のそうめんや冷ややっこなどを食べるときも、体を温める薬味類が欠かせません。

薬膳の視点からは、夏は「陽」の「気」が満ちあふれているため、「陰」の食材をとって、陰陽のバランスをとることが大切だとされます（１４８ページ参照）。海で採れる海藻や貝類は「陰」の食材の代表なので、ぜひメニューに加えてください。

赤いリコピンが夏の紫外線から体を守る トマト

免疫力UPのポイント!
高血圧を予防・改善

免疫力UPのポイント!
肝機能をアップ

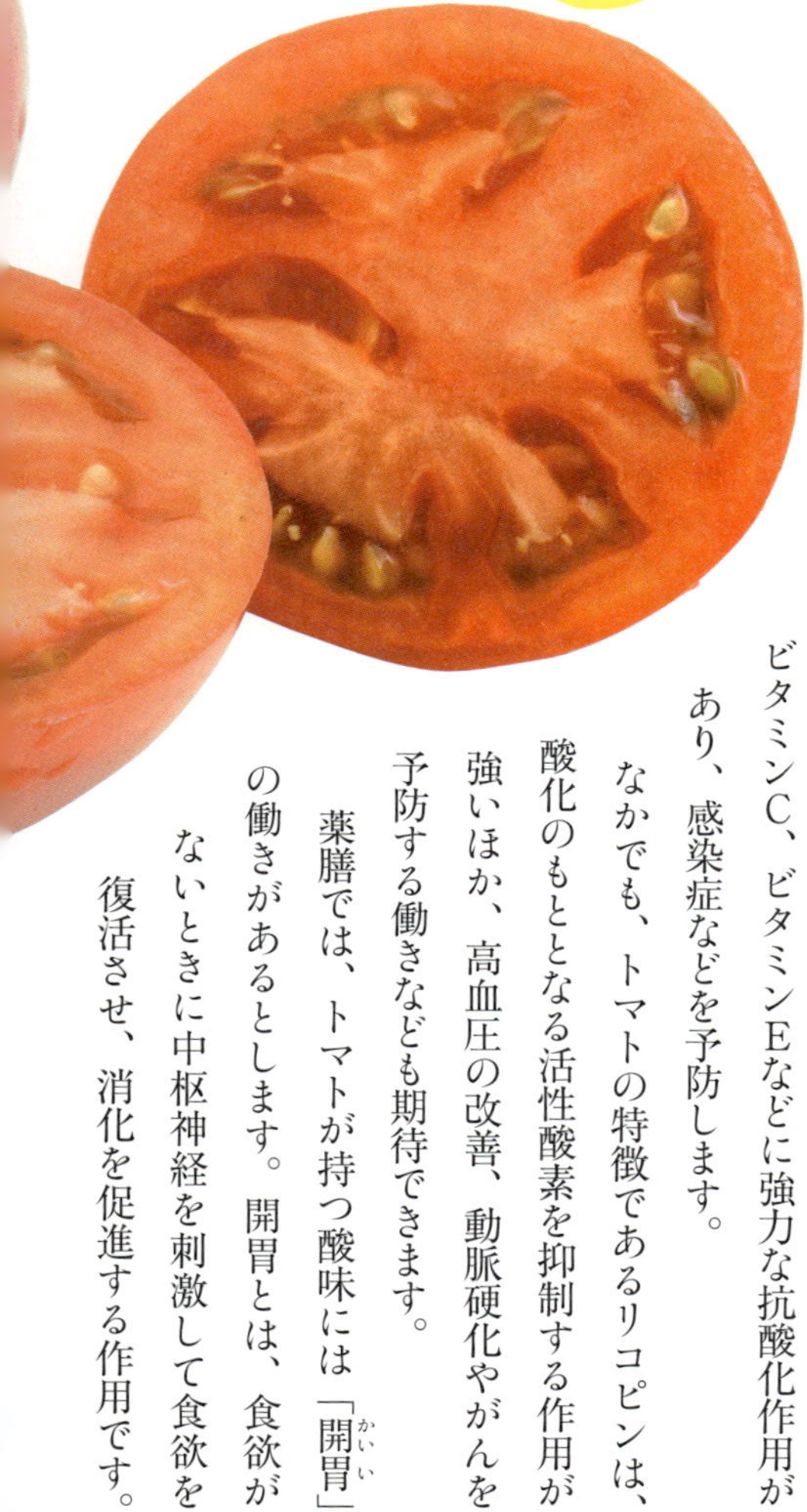

夏の強い紫外線は、体の細胞を老化させますが、トマトに含まれる**豊富な抗酸化成分が、紫外線のダメージを緩和**してくれます。赤い色素成分のリコピン、β《ベータ》-カロテン、ビタミンC、ビタミンEなどに強力な抗酸化作用があり、感染症などを予防します。

なかでも、トマトの特徴であるリコピンは、酸化のもととなる活性酸素を抑制する作用が強いほか、高血圧の改善、動脈硬化やがんを予防する働きなども期待できます。

薬膳では、トマトが持つ酸味には「開胃《かいい》」の働きがあるとします。開胃とは、食欲がないときに中枢神経を刺激して食欲を復活させ、消化を促進する作用です。

夏

免疫力UPのポイント！
食欲増進

免疫力UPのポイント！
抗酸化力

免疫力UPのポイント！
動脈硬化を予防

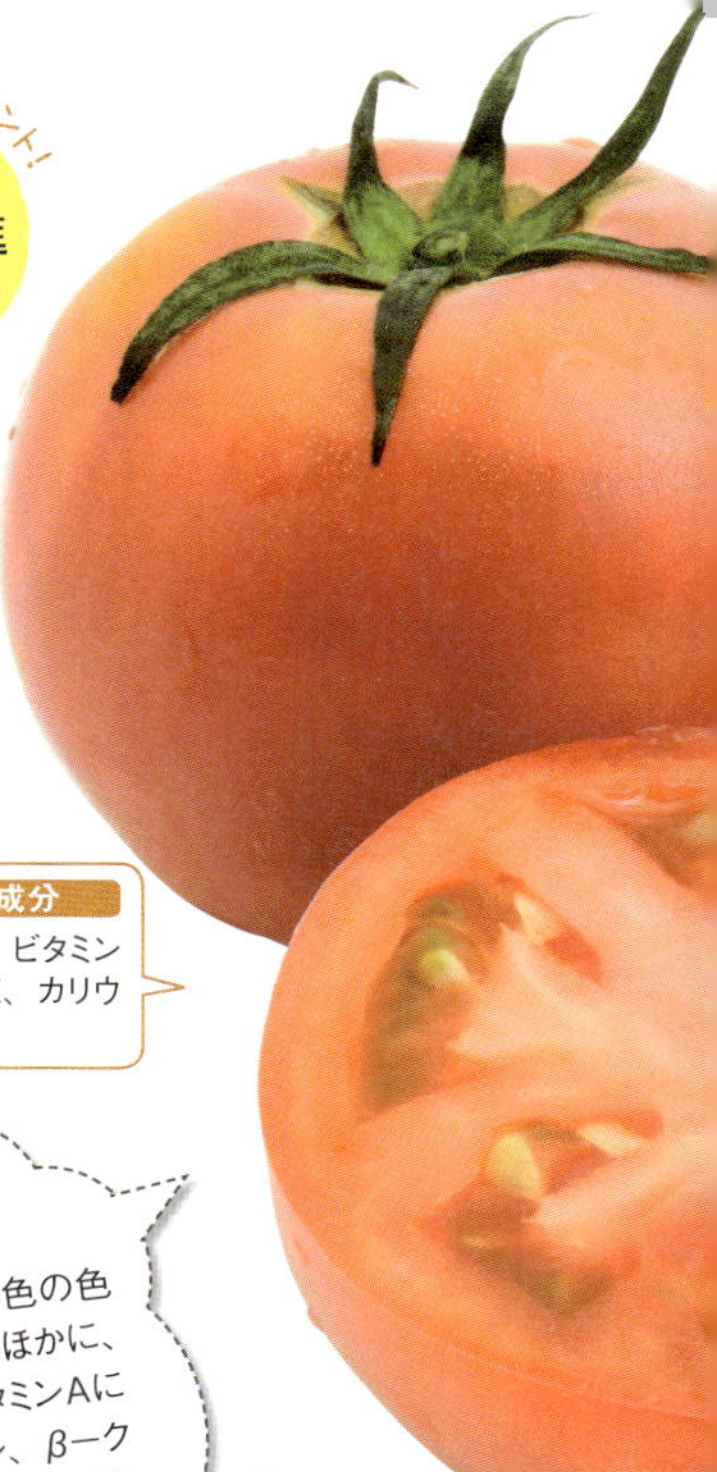

また、**体の熱を冷まし、喉を潤すので、夏バテ予防に最適**です。さらに、「肝」の働きを助ける作用があり、解毒作用などを高めます。

注意

冷やす作用が強いので食べすぎに注意する。

主な栄養成分

β－カロテン、ビタミンC、ビタミンE、カリウム

注目成分

リコピン

カロテノイドの一つで、赤色の色素成分。カロテノイドにはほかに、β－カロテン（体内でビタミンAに変わる）、ゼアキサンチン、β－クリプトキサンチンなどの種類があり、いずれも抗酸化作用が高い。

薬膳の視点

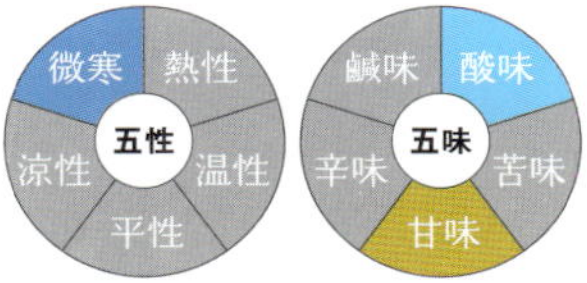

喉や体を潤し、体の余分な熱を冷ましたり、食欲不振を改善する。また、「肝」の働きを助けて解毒作用を高め、老化を抑制する。

栄養学と
薬膳の視点
から見た

トマトの
調理とおいしい食べ方のヒント

1 さまざまな種類のトマトがあり、それぞれ、酸味が強い、甘い、うまみが多いなどの特徴があるので、料理に合ったものを選ぶとよい。

2 トマトのうまみ成分のグルタミン酸は、加熱することで増加。また、リコピンやβ－カロテンは熱したほうが効率よく吸収されるので、炒めたり、煮込むなど、加熱料理で多く活用したい。

3 食べすぎで胃がすっきりしないときは、トマトのスープがおすすめ。胃の熱を取って回復を助けてくれる。

4 冷え症の人は、玉ねぎ、にんにく、ねぎ、しょうがなどと合わせて冷えすぎを防ぐとよい。

このレシピのポイント

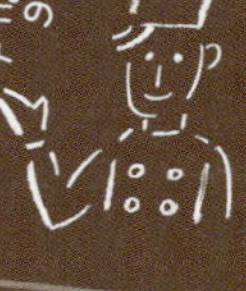

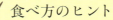

●暑さで食欲がないときも、トマトの食欲増進作用でご飯が進みます。黒酢も、夏バテ予防に効果的です。●上にのせるしょうがが冷えすぎを防ぎ、香《しゃん》菜《つぁい》は、胃の働きを助けます。どちらも抗酸化成分を豊富に含んでいます。

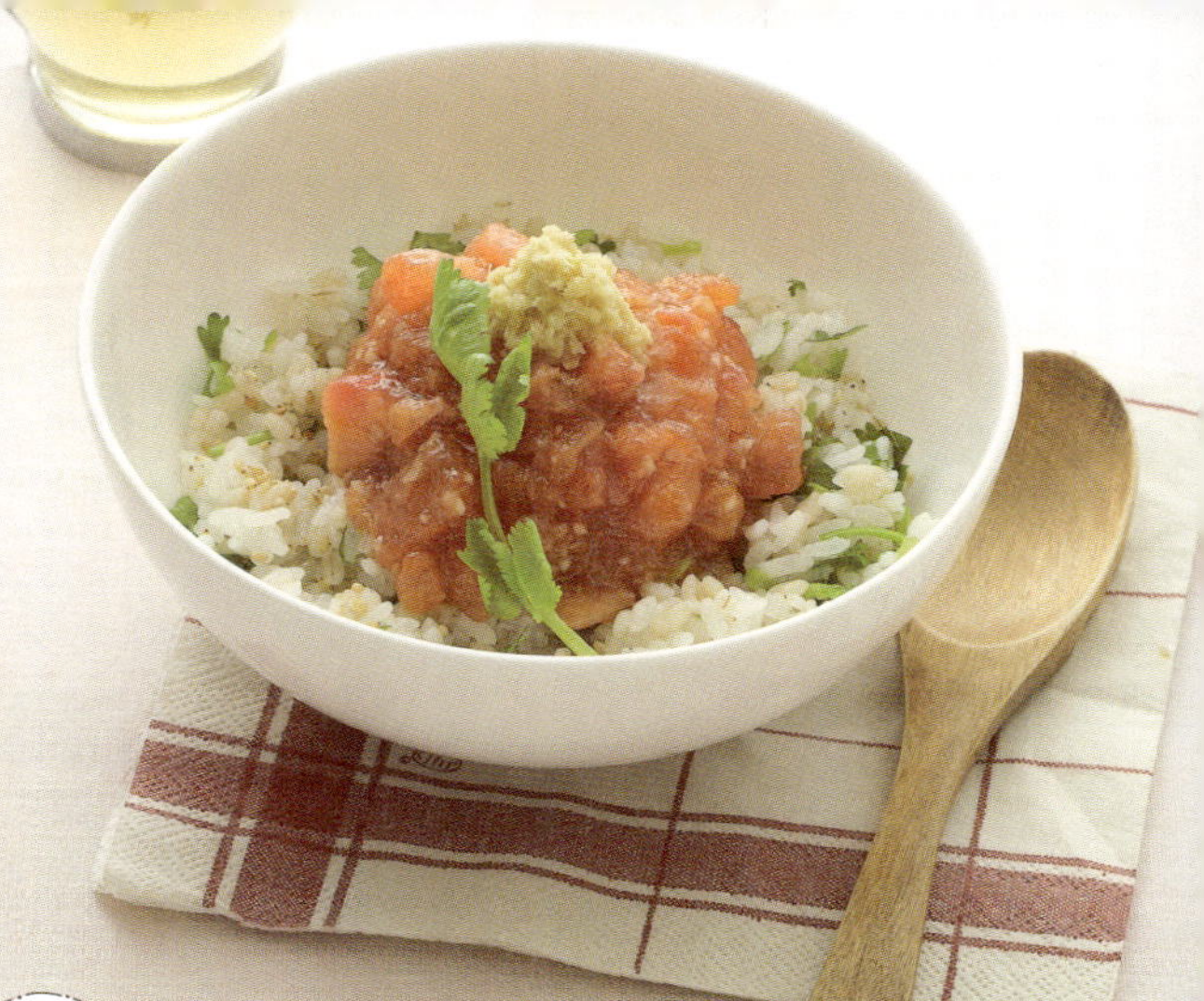

絶品レシピ

体の熱を冷まして、熱中症予防！

トマトかけご飯

材 料 2人分

ご飯…300g
トマト（完熟）…中2個
にんにく…1片（みじん切り）
香菜《しゃんつぁい》（パクチー）…2株
（飾り用を残してみじん切り）
しょうが（すりおろす）
…小さじ2
塩…小さじ 1/5
ごま油…大さじ2
黒酢…小さじ2
しょうゆ…小さじ2
黒こしょう…ひきたてを少々
白炒りごま…大さじ1

作り方

1 トマトは沸騰した湯で7～8秒ゆでて皮をむく。横半分に切って種を取り、へたを切り取る。1～2cm角に切る。

2 ボウルににんにく、塩、ごま油を入れてよく混ぜ合わせてから、黒酢、しょうゆ、黒こしょうを加えて混ぜ、1のトマトを入れてさっくり和える。

3 温かいご飯に、みじん切りにした香菜、白炒りごまを混ぜる。大きめの器に半量ずつ盛りつけ、2をのせ、上におろししょうがを添え、香菜を飾る。トマトとご飯を混ぜながらいただく。

血管、脳、骨の健康に
いわし

「鰯雲《いわしぐも》」は秋の季語ですが、いわしの旬は獲れる地域によって異なり、初夏から仲秋までおいしく食べられます。冷凍ものと違い、旬のものは臭みがありません。

いわしの魚油にはオメガ3系脂肪酸のDHA、EPAが豊富に含まれています。新鮮な魚から取り入れるオメガ3系脂肪酸は、血中脂質を減

免疫力UPのポイント!
血中脂質を減らす

免疫力UPのポイント!
動脈硬化を予防

免疫力UPのポイント!
骨や歯の健康維持

免疫力UPのポイント!
脳の健康維持

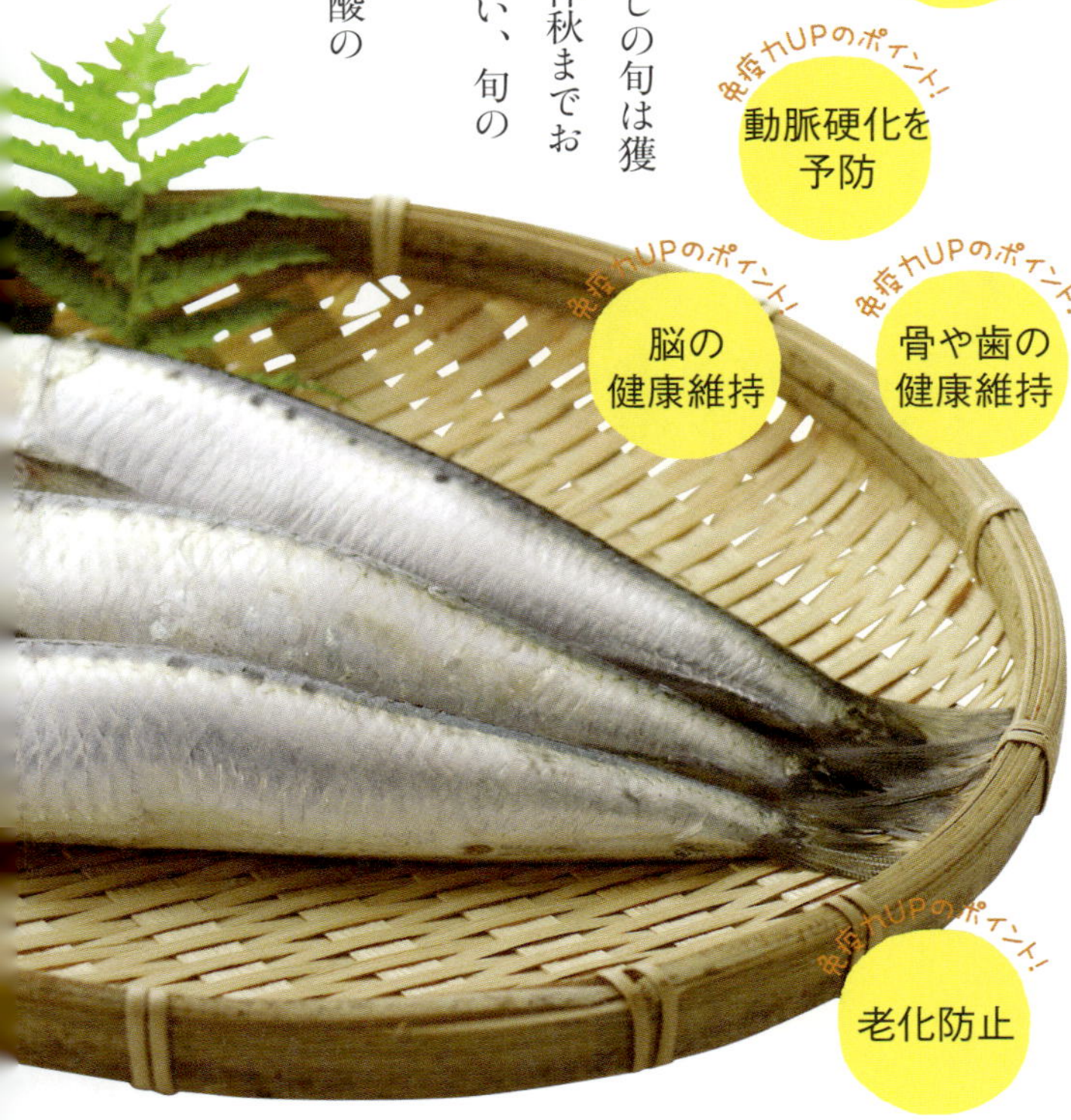

免疫力UPのポイント!
老化防止

夏

らし、血流をよくするなど、**動脈硬化予防に役立ち、脳にもよい働きをする**といわれています。また、骨ごと食べられ、カルシウムの吸収に必要なビタミンDも含んでいるので、骨粗しょう症の予防に効果的です。

薬膳では、血流が滞って不健康な状態の「瘀血《おけつ》」を改善するとされます。また、生命を養う臓器ともいわれる「腎」の働きを助け、「腎」とかかわる**骨・歯・髪・耳・脳の老化を予防**します。

注目成分

オメガ3系脂肪酸

脂質の主成分である脂肪酸の種類の一つ。魚油に含まれるDHA、EPAのほか、亜麻仁油やえごま油に含まれるα－リノレン酸がオメガ3系脂肪酸。血中脂質を減らす、神経伝達物質の働きを高めるなどの働きがあるといわれる。炎症を抑えるともいわれていたが、否定的な意見もある。酸化しやすいことが欠点。

主な栄養成分

たんぱく質、カルシウム、ビタミンB_2、ビタミンD

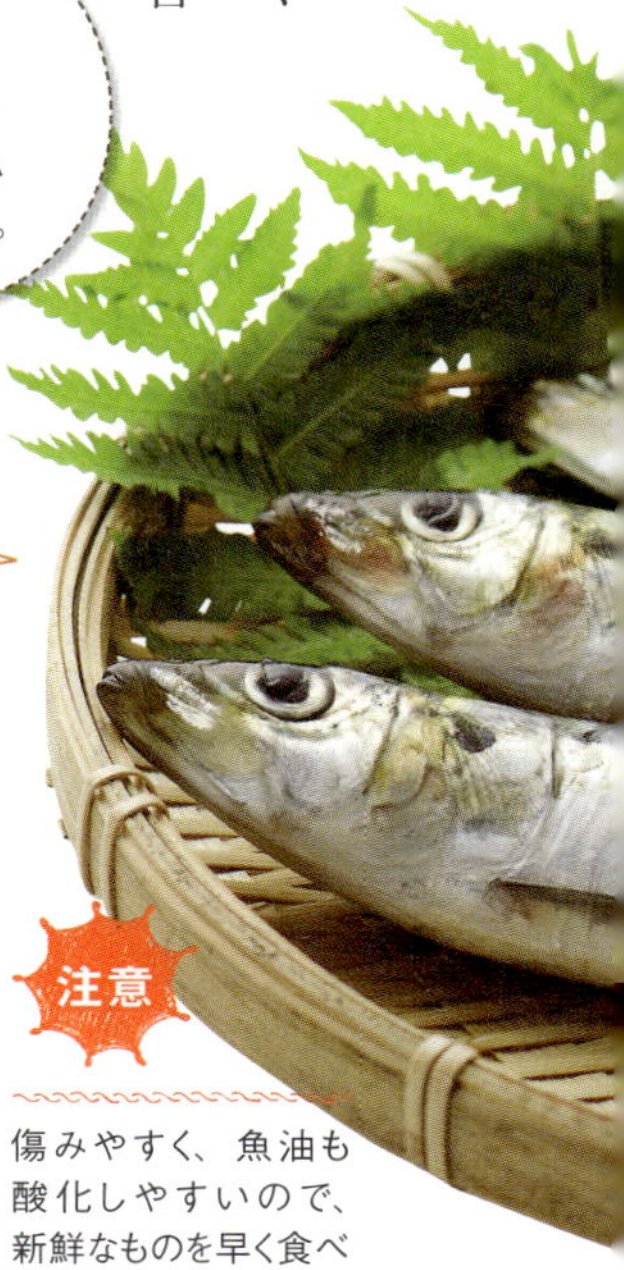

薬膳の視点

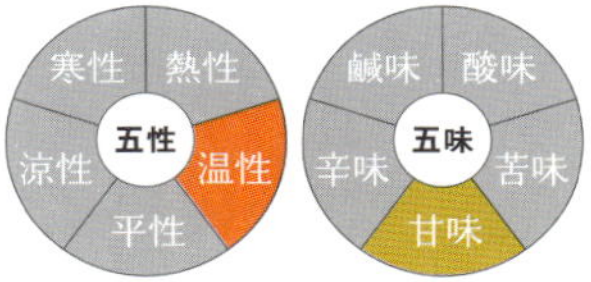

「瘀血」を改善して血液をきれいにし、動脈硬化などを予防する。また、生命を養う「腎」の働きを助け、骨、髪、脳などの老化を防ぐ。

注意

傷みやすく、魚油も酸化しやすいので、新鮮なものを早く食べることが大切。

栄養学と薬膳の視点から見た

いわしの調理とおいしい食べ方のヒント

1 焼いてもおいしいが、良質な油が落ちてしまうのでもったいない。煮る・蒸す・揚げるなどの調理にすれば、おいしさと健康によい成分を余さずとれる。

2 鍋に酢をたっぷり入れ、汁気がなくなるまで煮る「酢煮」にすると、骨がやわらかくなって丸ごと食べられ、カルシウムを豊富にとることができる。酸味はほとんどとんでしまうので、酸味が苦手な人でもおいしくいただける。

3 頭と血合いをきれいに取り、水気をふいて、日本酒をかけて少しおけば、臭みが取れる。この下ごしらえは、ほとんどの魚料理に共通。

このレシピのポイント

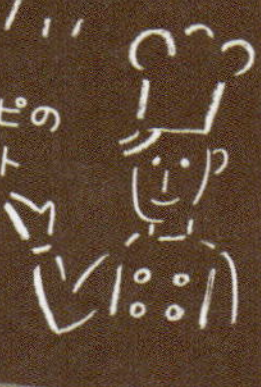

●玉ねぎも血流を改善するため、いわしに含まれるDHA、EPAの作用と合わせて、健康な血液をめぐらせてくれます。●マリネ液に干しぶどう、とうがらしを入れた「甘辛酸っぱい」味が、揚げたいわしとよく合います。

夏

絶品レシピ

血流を改善して動脈硬化を防ぐ

いわし揚げと玉ねぎのマリネ

材 料 2人分

いわし…４尾
（頭を落とし、内臓を除き、３枚におろして腹骨を取る）
酒…大さじ２
塩、こしょう…各少々
小麦粉…適量（ふるう）
オリーブ油…適量

［マリネ液］
玉ねぎ…½個（100g）
干しぶどう…大さじ１強（20g）
酢…100mℓ
白ワイン…100mℓ
とうがらし…小３本

作り方

1 いわしは軽く塩をして、酒をふり、10分ほどおく。玉ねぎは８mm幅のくし形切りにして長さを半分に切る。干しぶどうはぬるま湯で洗い、水気をふく。

2 マリネ液を作る。酢と白ワインを小鍋で煮立て、バットで冷ます。1の玉ねぎと干しぶどう、とうがらしを入れる。

3 1のいわしの水気をふき取って、食べやすい大きさに切り、こしょうをふり、小麦粉をまぶす。深めのフライパンにオリーブ油を多めに温めて揚げ焼きにする。

4 3の油を切り、2のバットを傾けてマリネ液に両面浸してから、玉ねぎの上にのせる。全体を混ぜて器によそう。

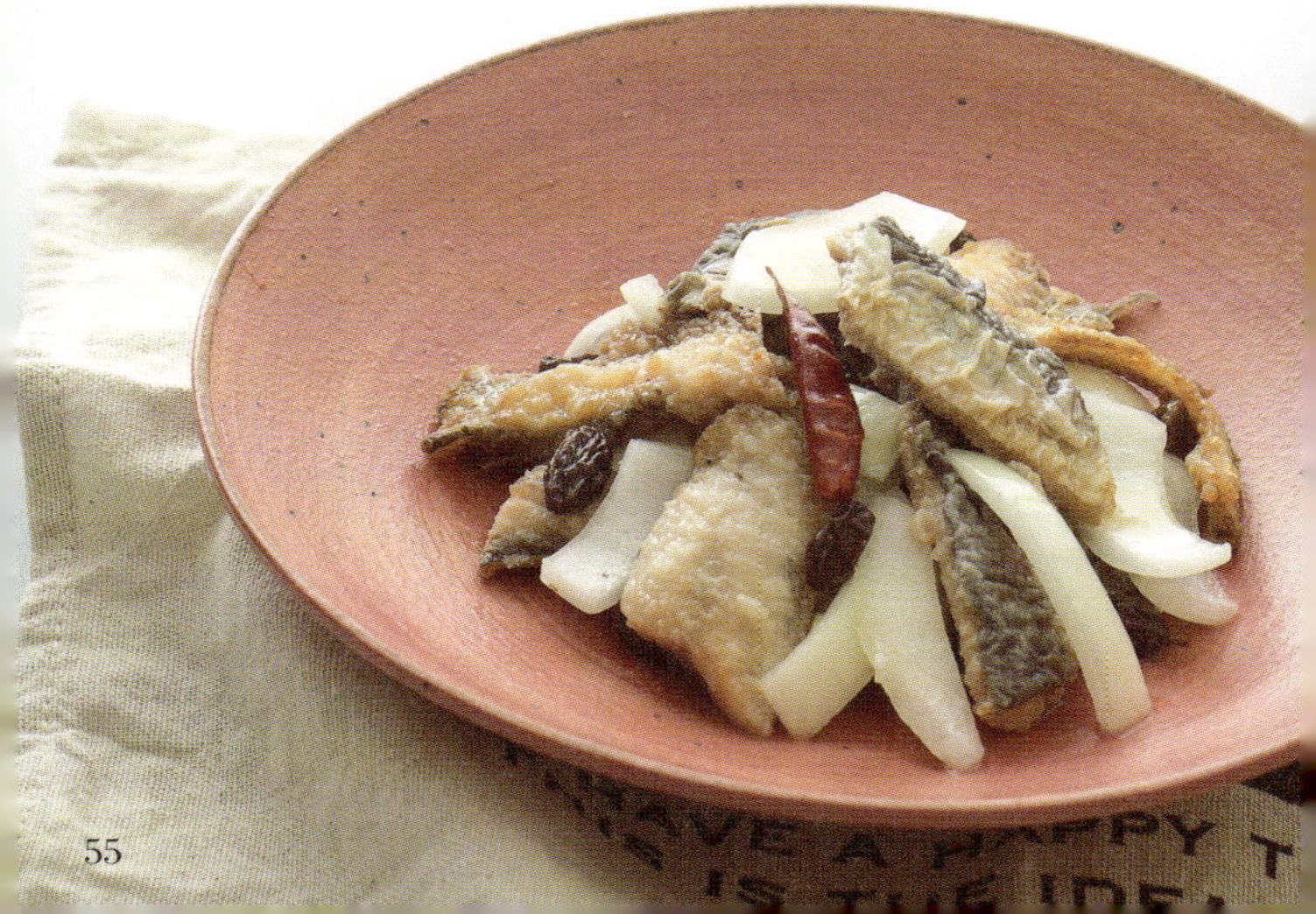

免疫力アップの要になる
3つのビタミンが豊富

赤パプリカ

主な栄養成分
ビタミンC、βーカロテン、ビタミンE、カリウム

パプリカは、肉厚のカラーピーマン。赤、黄、オレンジなどがありますが、栄養価が最も高いのは赤パプリカです。β《ベータ》ーカロテン（体内でビタミンAに変わる）とビタミンCを豊富に含み、ビタミンEも含んでいます。抗酸化作用の高いビタミンA、C、Eは、「ビタミンACE《エース》」とも呼ばれ、**老化防止、がん予防、生活習慣病予防、風邪などの予防や、免疫力アップ**に大いに貢献します。

また、香りはピーマンより控えめであるものの、**香り成分のピラジンが血流をよくし、血栓をできにくくする**といわれます。

薬膳では、辛味が「気」「血」をめぐ

らせ、甘味が「気」を補い、貧血の予防にも働くとされます。香味野菜やハーブと合わせれば、「気」をめぐらせる力が高まり、ストレスをやわらげます。

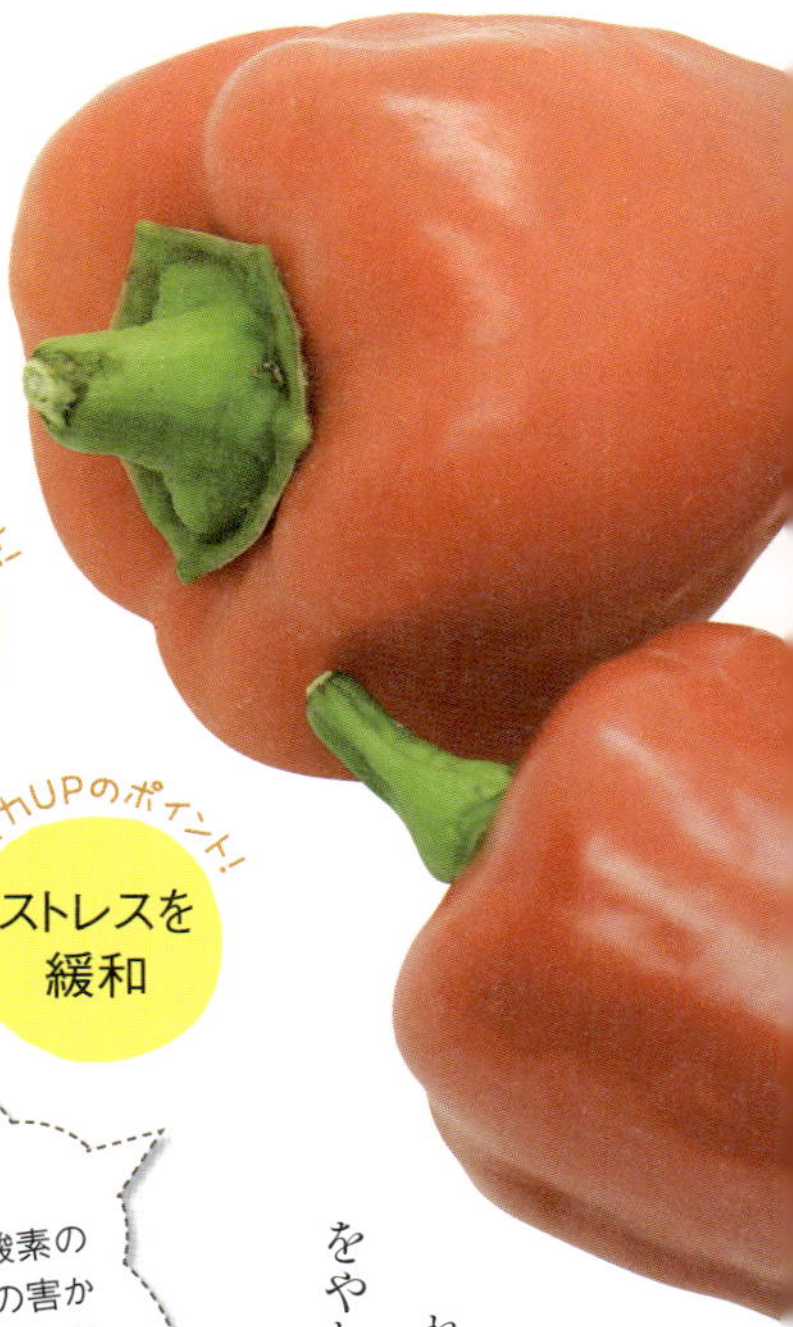

免疫力UPのポイント!
抗酸化力

免疫力UPのポイント!
老化防止

免疫力UPのポイント!
がん予防

免疫力UPのポイント!
生活習慣病を予防

免疫力UPのポイント!
ストレスを緩和

注目成分

ビタミンC

抗酸化作用があり、活性酸素の増加を抑えて、紫外線などの害から体を守る。また、コラーゲンの合成を助ける、鉄の吸収率を高める、ホルモンの合成を助けるなど、多くの作用がある。

薬膳の視点

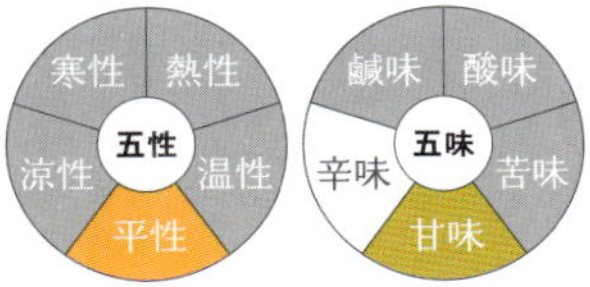

夏は「気」のめぐりがよい季節だが、冷房の影響で滞ることもある。赤パプリカのめぐりをよくする作用がエネルギーを活用させて、免疫力を高める。

栄養学と
薬膳の視点
から見た

赤パプリカの調理とおいしい食べ方のヒント

1 水気があると傷みやすいので、ポリ袋などで保存する際は、水気をよくふき取って入れる。

2 油と一緒にとることでβ－カロテンの吸収がよくなるので、生で食べる際もドレッシングをかけたり、マリネなどにするとよい。

3 ビタミンCの働きを生かすために、たんぱく質や鉄を含む食材と一緒に食べることが大切（一緒に調理する必要はなく、同じ食事でとる）。

4 玉ねぎや、香味野菜、ハーブ、香りのよいワインなどと合わせると、「気」をめぐらせる作用が高まり、栄養を行き渡らせることができる。

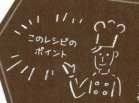

このレシピのポイント

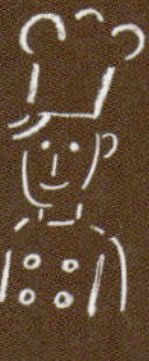

●半日ほどおくとおいしくいただける。冷蔵で４日間ほど保存可能。●漬け終えた油は香味油として、ドレッシング、パスタ、炒め物などに利用できます（にんにくなどの水分が混ざってるため、揚げ物には適さない）。

夏

絶品レシピ

ビタミンACE《エース》を同時にとれる！

赤パプリカのオリーブオイル漬け

材 料 2人分

赤パプリカ…5個（700g）
にんにく…大3片
（好みで増減する）
タイム（生）…10本
オリーブ油
…1～1½カップ
塩…小さじ⅕
黒こしょう…適宜

作り方

1 パプリカは縦に四つ切りし、種とへたを取り除く。にんにくは薄皮をむき、横に薄切りにする。芽は取り除く。

2 フライパンに薄くオリーブ油をひき、1のパプリカの両面をしんなりやわらかくなるまで、蓋をして中火で焼く。

3 タイムは数本を枝のまま残して葉をつむ。清潔な保存容器にオリーブ油、タイム、にんにくを入れて混ぜる。

4 2に塩、こしょうをしてなじませ、3に入れる。パプリカの頭が出ていたらオリーブ油を足し、全体が浸かるようにする。油から出ている部分があるとカビの原因になるので注意。

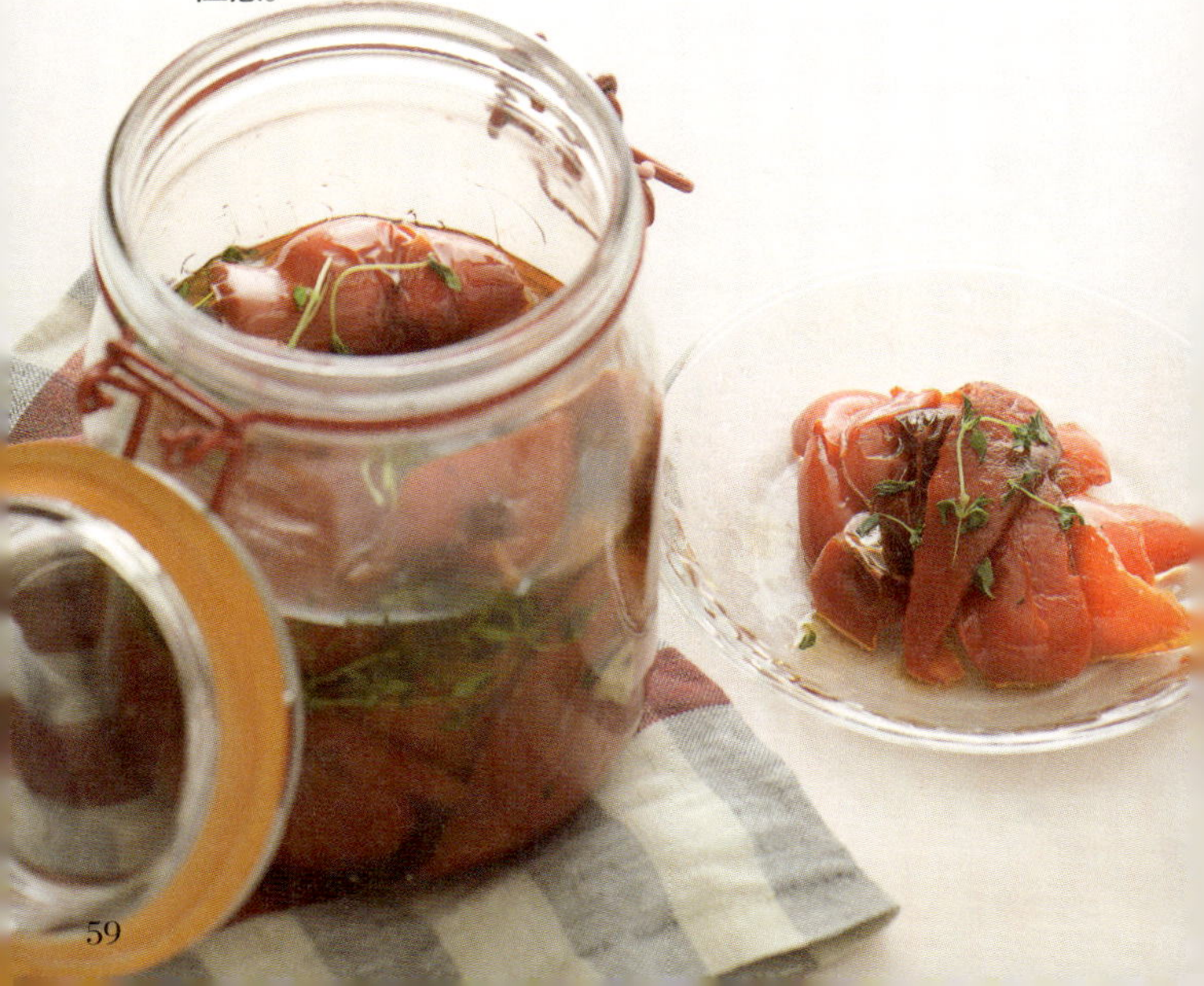

炎症をやわらげ、弱った夏の胃をいたわる

新れんこん

薬膳の性質からみていきましょう。泥水のなかで育つれんこんは、冷やす作用が強く、体の奥の熱を取ります。冬のれんこんより淡泊ですが、夏に積極的にとりたい食材の一つです。**炎症を緩和する作用にすぐれ**、喉の痛みなどをやわらげます。止血作用もあり、歯ぐきの出血や鼻血を止める効果も期待できます。

免疫力UPのポイント!
抗酸化力

免疫力UPのポイント!
炎症を緩和

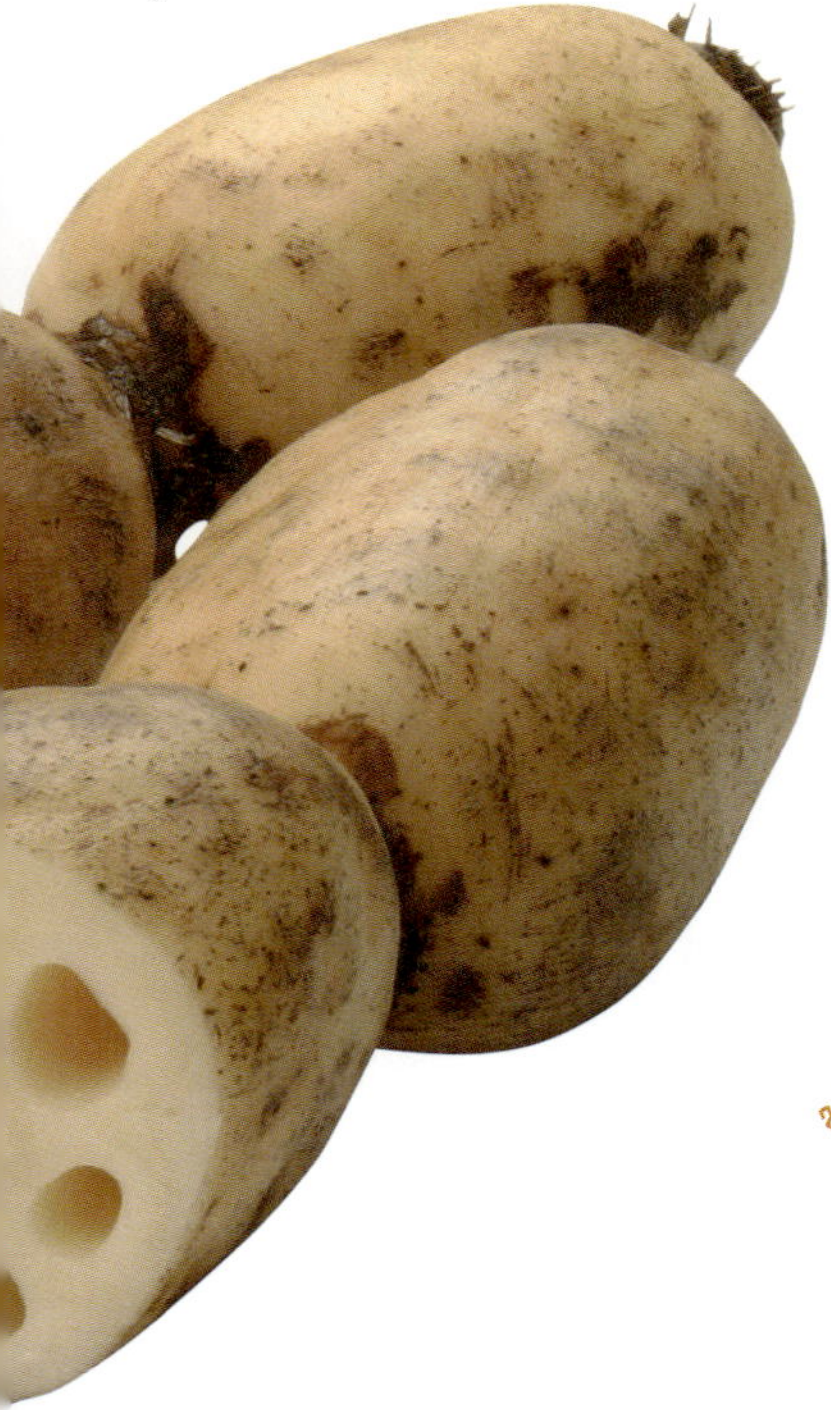

免疫力UPのポイント!
胃腸の働きを高める

免疫力UPのポイント!
胃痛をやわらげる

また、**胃腸の働きを高め、胃痛をやわらげます。**

栄養成分では、食物繊維を豊富に含み、ビタミンCが比較的多く、たくさんの種類のビタミンとミネラルを含みます。

粘り気の成分は糖たんぱく質で、胃や腸の粘膜を保護するといわれます。切ると変色するのは、タンニンを含んでいるため。タンニンには、消炎作用、止血作用、収れん作用などがあり、薬膳の効能と一致します。

注目成分

タンニン

ポリフェノールの一つ。抗酸化作用、消炎作用、止血作用、収れん作用などがある。鉄の吸収を妨げるので、鉄とは一緒にとらないほうがよい。

注意

アクがあるので、シャキシャキした食感を生かしたいときも軽く加熱したほうがよい。

薬膳の視点

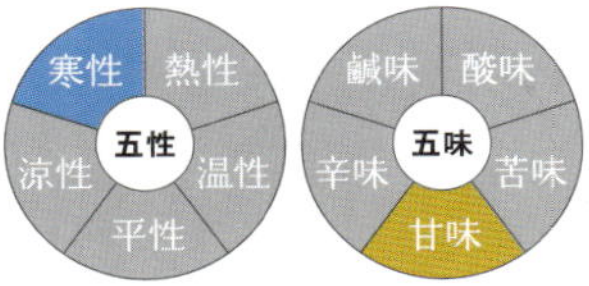

体の奥の熱を取って、炎症をやわらげ、出血を抑える。胃の働きを高める作用や、「津液《しんえき》」（体液など）を補って肺の働きを助ける作用もある。

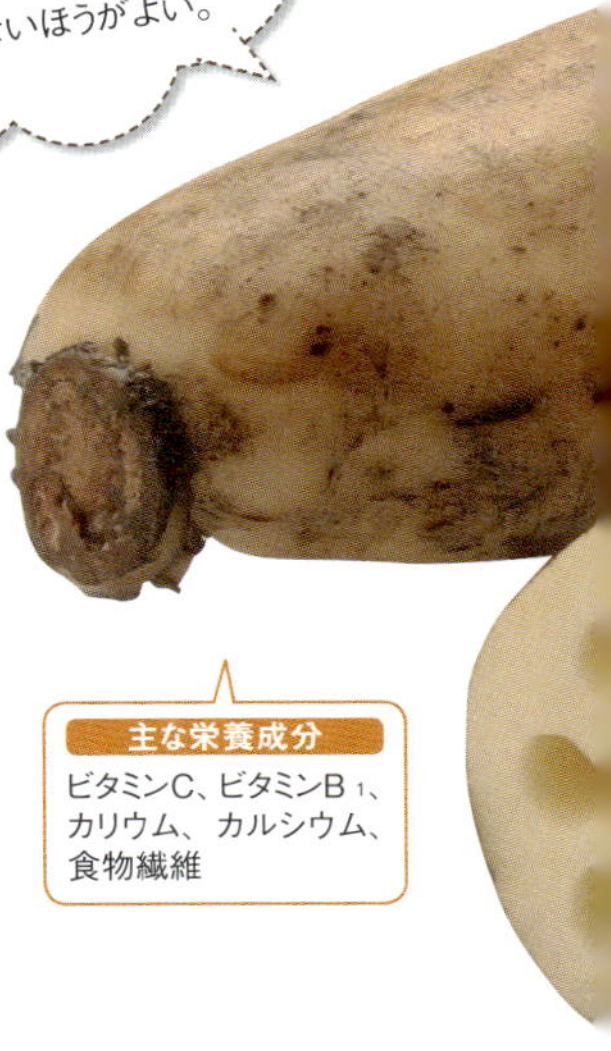

主な栄養成分

ビタミンC、ビタミンB_1、カリウム、カルシウム、食物繊維

栄養学と
薬膳の視点
から見た

新れんこんの調理とおいしい食べ方のヒント

1 新鮮なれんこんを選ぶには、節がついたもので、穴の黒ずみがないことを確かめる。

2 鉄に触れるとタンニンと反応して黒く変色するので、鉄鍋は使わないようにする。

3 はじめに丸ごと酢水に浸け、切ったあとでもう一度浸けるとアクがよく取れ、変色も防げる。

4 調理によってさまざまな食感を楽しめる。軽く炒めてシャキシャキのきんぴらに、さっとゆでて酢に漬け、歯ざわりのよいピクルスに、じっくり加熱してほくほくした煮物や汁物に。すりおろして加熱すれば、もちもちの食感になる。

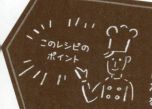

このレシピの
ポイント

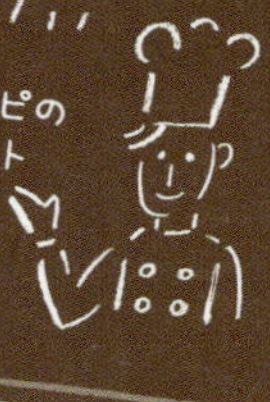

●れんこんと鶏肉には弱った胃腸を回
復させる働きがあり、スープに仕立て
ると、より胃にやさしく働きます。鶏
肉には疲労回復作用も。●れんこんの
冷やす作用、鶏肉のたんぱく質と「気」
を補う作用が夏バテ予防に効果的。

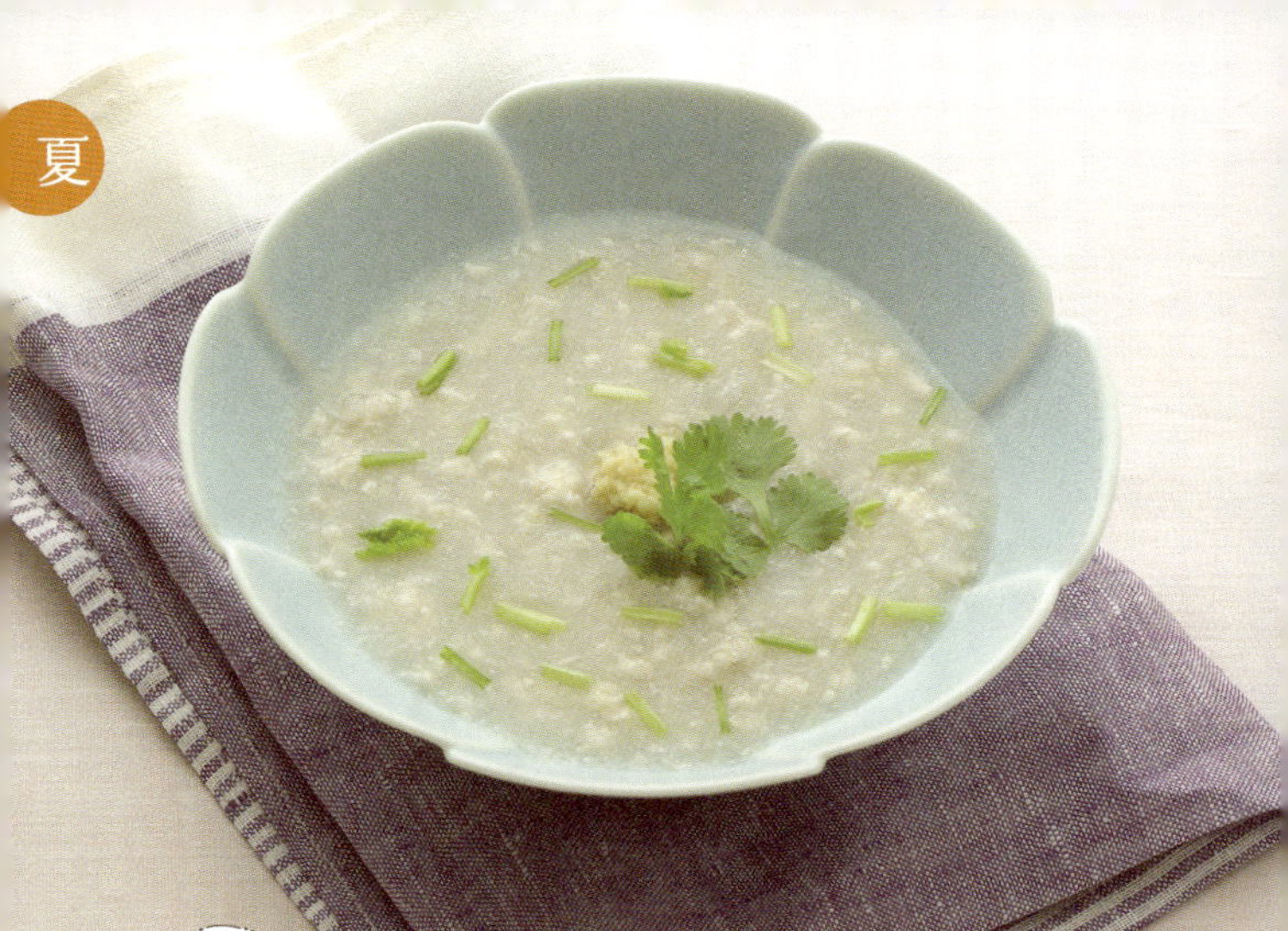

絶品レシピ

夏バテで弱った胃も回復！

新れんこんの中華風スープ

材 料 2人分

れんこん…1本（200g）
鶏胸ひき肉…100g
鶏がらスープの素
　…小さじ½
酒…大さじ2
塩…小さじ¼
香菜《しゃんつぁい》（パクチー）…2株
　（飾り用を残して刻む）
しょうが（すりおろす）
　…小さじ1

作り方

1 れんこんは皮をむき、酢水（分量外）に浸す。少しおいてすりおろす。
2 鶏胸ひき肉に酒大さじ1を加え、練らないようになじませる。水100mℓを加え、ほぐすように混ぜる。
3 鍋に水2カップを入れて火にかける。沸騰したら鶏がらスープ、酒大さじ1と、2を水ごと加えてよく混ぜる。
4 再沸騰したらアクをとり、塩を入れて混ぜる。1を加えてすばやくかき混ぜる。
5 透明になり、とろみがついたら、味をととのえて火を止める。刻んだ香菜、しょうがの半量を入れて混ぜる。器によそい、香菜の葉と残りのしょうがを添える。

夏風邪や生活習慣病を予防

かぼちゃ

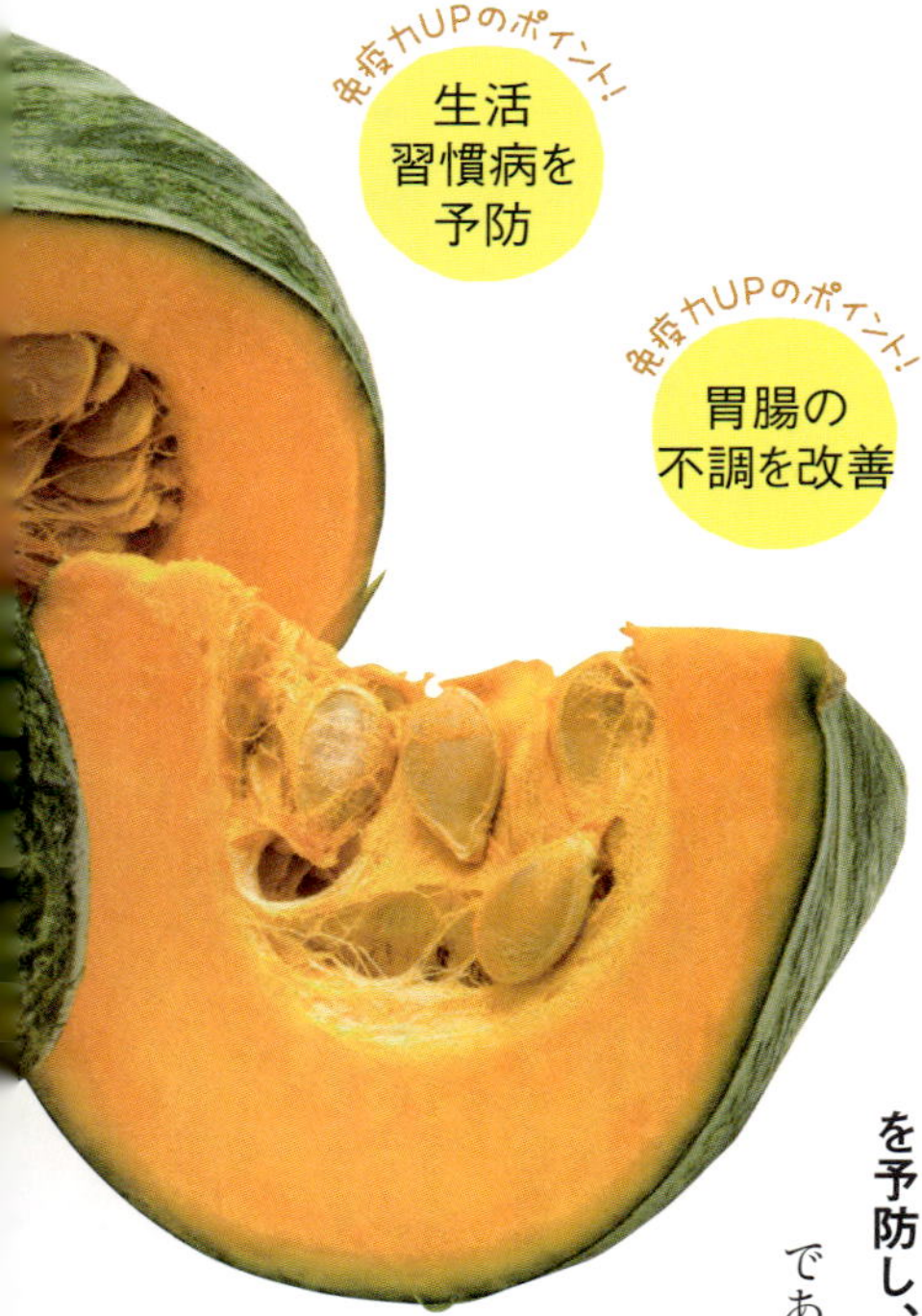

免疫力UPのポイント!
生活習慣病を予防

免疫力UPのポイント!
胃腸の不調を改善

体内でビタミンAに変わるβ-《ベータ》カロテンと、ビタミンEを豊富に含み、ビタミンCも多く含んでいます。ビタミンACE《エース》と呼ばれる、これらの抗酸化作用の高いビタミンがそろっているので、**免疫力を高める働きが高く、夏風邪を予防し、生活習慣病予防にも効果的**です。夏野菜であるかぼちゃを冬至に食べる風習があるのも、風邪をひかないための知恵でしょう。

ビタミンEは血流をよくし、体を温めてくれます。薬膳の性質も温性です。冷房や冷たい飲み物で体を冷やしてしまったときは、かぼちゃの料理で温めましょう。また、薬膳では、消化吸収を担う「脾《ひ》」と「胃」の働きを高めて

「気」をつくり、免疫力を高めるとされます。
冷えからくる胃腸の不調も改善します。

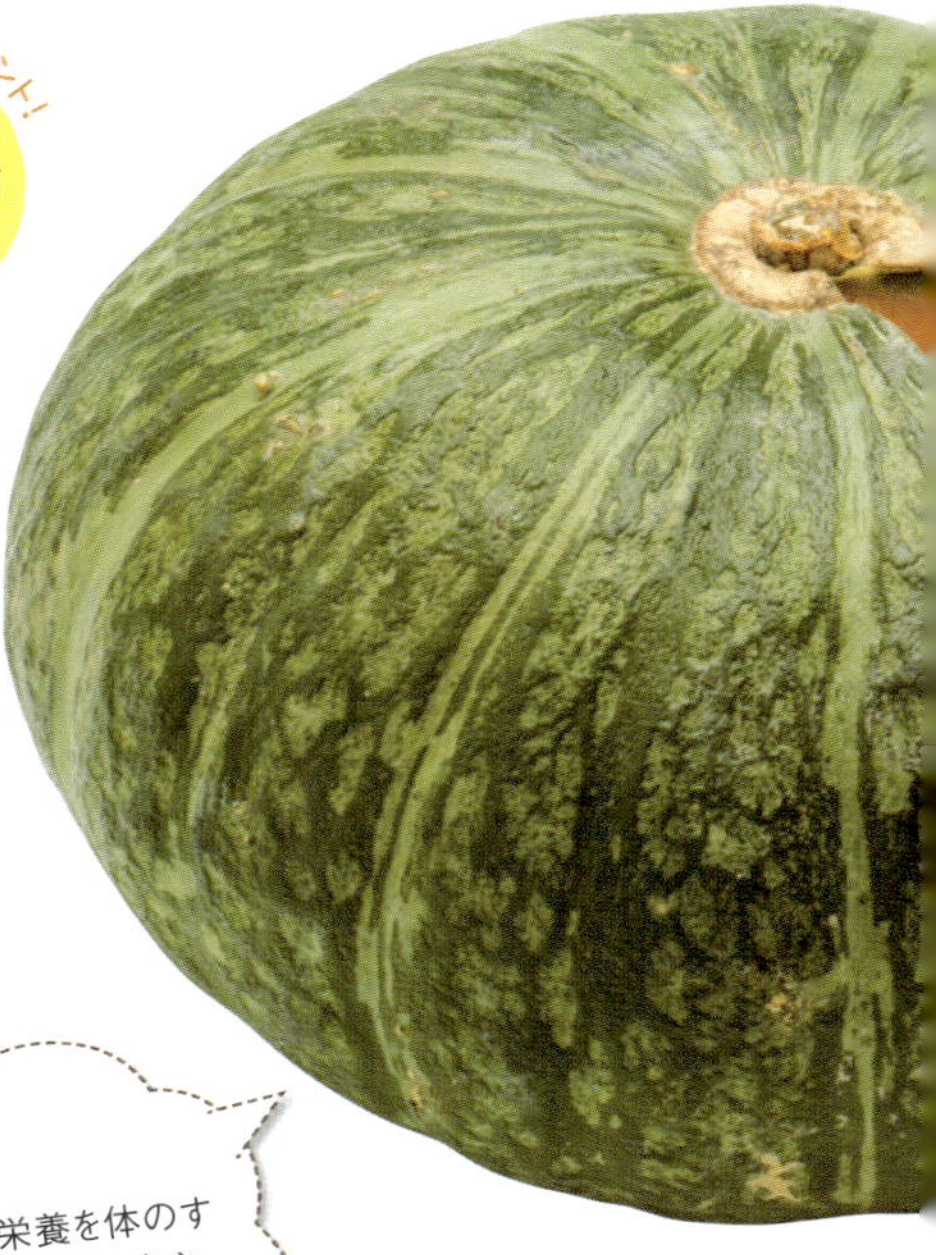

免疫力UPのポイント!
風邪予防

免疫力UPのポイント!
冷えを改善

主な栄養成分

β−カロテン、ビタミンE、ビタミンC、カリウム

注目成分

ビタミンE

血流をよくして、栄養を体のすみずみまで運んだり、冷え症や、冷えによる肩こりなどを改善。細胞の酸化を防ぎ、動脈硬化や、皮膚の老化を抑制する。

薬膳の視点

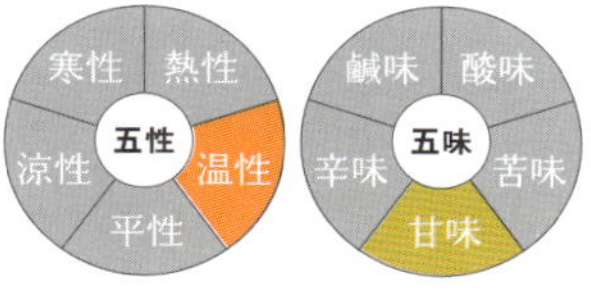

消化吸収を担う「脾」「胃」の働きを高めて「気」(生命力やエネルギー)をつくる。糖尿病の人の体質改善にもよいとされる。

栄養学と薬膳の視点から見た

かぼちゃの調理とおいしい食べ方のヒント

1 油で炒めると、β－カロテン、ビタミンEを効率よく吸収できる。また、良質な油分と、さらにたっぷりのビタミンEを同時にとれるナッツ類と合わせるのもおすすめ。

2 レモン煮や、オレンジジュースで煮て、最後にオリーブ油をたらして仕上げると、ビタミンたっぷりで、栄養の吸収率がよく、さわやかな味の煮物になる。

3 ほくほくした食感が苦手な人にはポタージュがおすすめ。炒めた玉ねぎと一緒にブイヨンで煮て、牛乳を加え、好みでバターを入れて塩で味をととのえ、ミキサーにかければできあがり。

このレシピのポイント

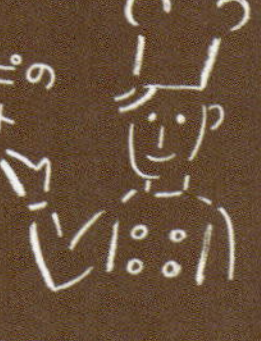

●油で炒めることで、β－カロテン、ビタミンEの吸収がよくなります。

●にんにくには疲労回復をはじめ、動脈硬化予防、内臓の活性化など、さまざまな働きがあり、かぼちゃとともに夏バテや生活習慣病を予防します。

夏

絶品レシピ

にんにくを加えてさらにパワーアップ!

かぼちゃのガーリック炒め

材 料 2人分

かぼちゃ…¼個
にんにく…2片（みじん切り）
イタリアンパセリ（みじん切り）
…小さじ½
オリーブ油…適量
白ワイン…大さじ2
塩…小さじ¼
黒こしょう
…ひきたてを少々

作り方

1 かぼちゃは種を除き、縦に3cm幅に切り、厚さ1cmに切る。

2 フライパンに多めのオリーブ油を入れ、にんにくを加えて混ぜてから火をつける（にんにくを焦がさないため）。きつね色になり、香りがよくなるまで弱めの中火で炒める。

3 2に1を入れ、全体にガーリックオイルが回るように混ぜながら炒める。油が回り、少し焼き色がついてきたら余分な油をペーパータオルで吸い取る。かぼちゃを広げて白ワインをふり、蓋をして30〜60秒蒸し煮する。

4 蓋を取り、強火で水分をとばす。塩、こしょうをして全体を混ぜたら器に盛り、イタリアンパセリをふる。

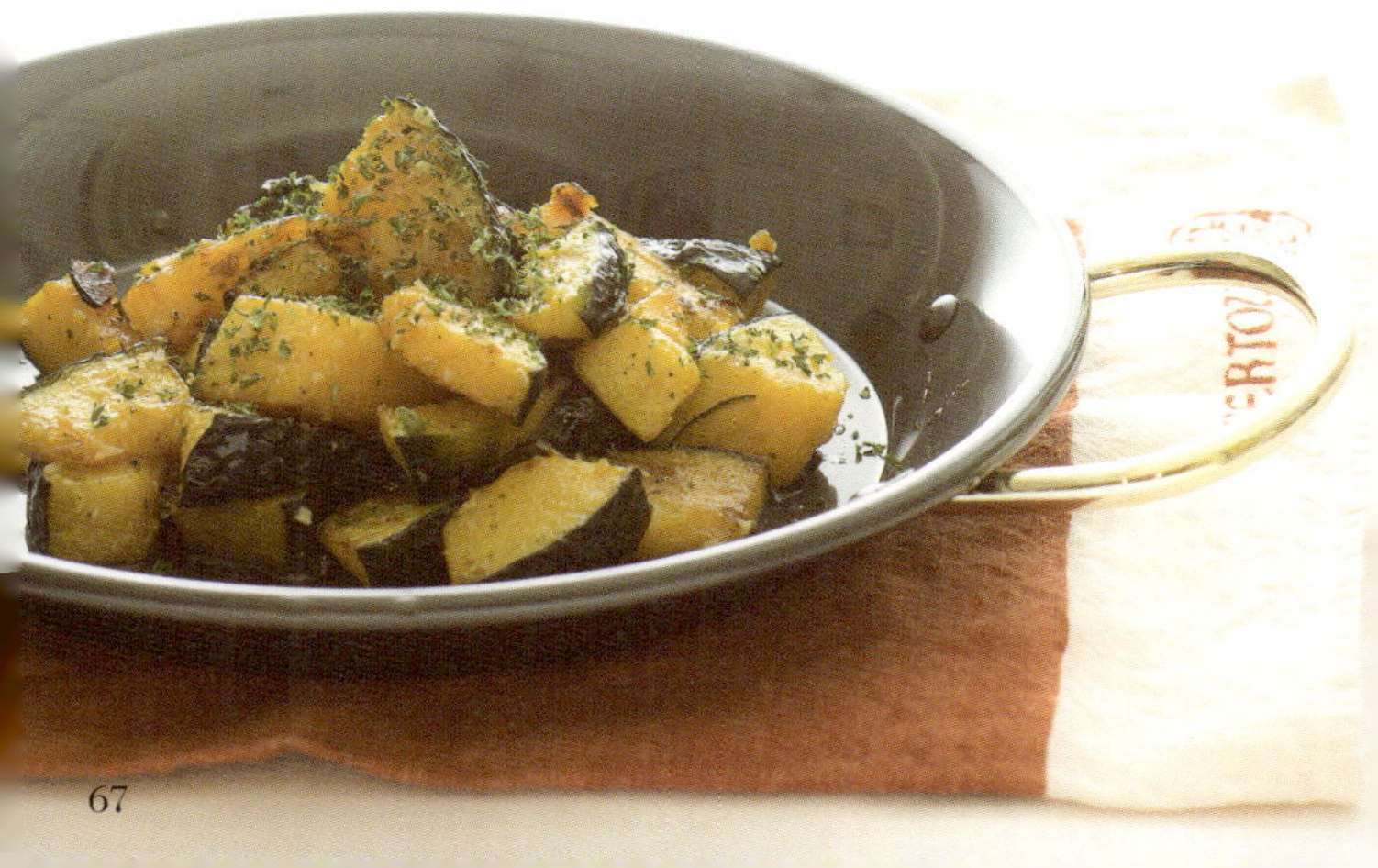

熱中症予防に最適！血糖値を下げる作用も
にがうり（ゴーヤ）

沖縄から南九州でよく食べられているにがうりは、ビタミンCを豊富に含み、**夏の強い紫外線から細胞を守って、老化を防止します。**カリウムも多く、余分なナトリウムを排出して、高血圧やむくみを改善します。とくに夏は、汗と

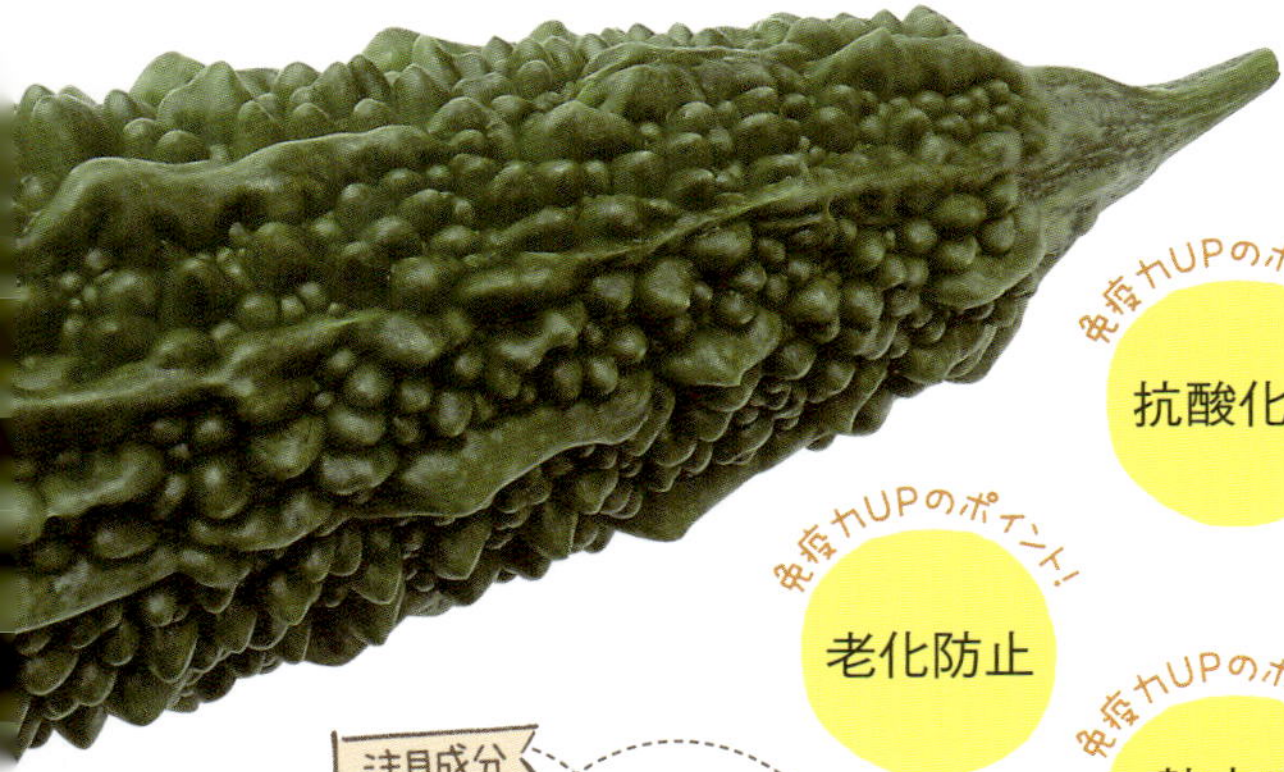

免疫力UPのポイント！
抗酸化力

免疫力UPのポイント！
老化防止

免疫力UPのポイント！
熱中症予防

注目成分
モモルデシン
フラボノイドの仲間の苦味成分。抗酸化作用、胃腸の粘膜を保護する作用、毛細血管を丈夫にする作用などがあるといわれる。

注意
豆腐とにがうりを一緒に炒めるチャンプルが有名だが、豆腐のカルシウムが排出されやすくなるので、一緒にとらないほうがよい。

ともにカリウムが流出するので、補うことが大切です。

薬膳では、苦味によって熱を取る作用にすぐれ、目の充血にもよいとされます。また、体内の湿気を取り除いて、胃腸の働きを高めるため、**熱中症を予防するとともに、胃腸の弱さからくる夏バテを防ぎます**。

苦味のもとは、主にモモルデシンという成分。抗酸化作用、健胃作用、毛細血管を丈夫にして動脈硬化を予防、肝機能を高める、**血糖値の改善などさまざまな働きが期待され、生活習慣病予防**にすすめられます。

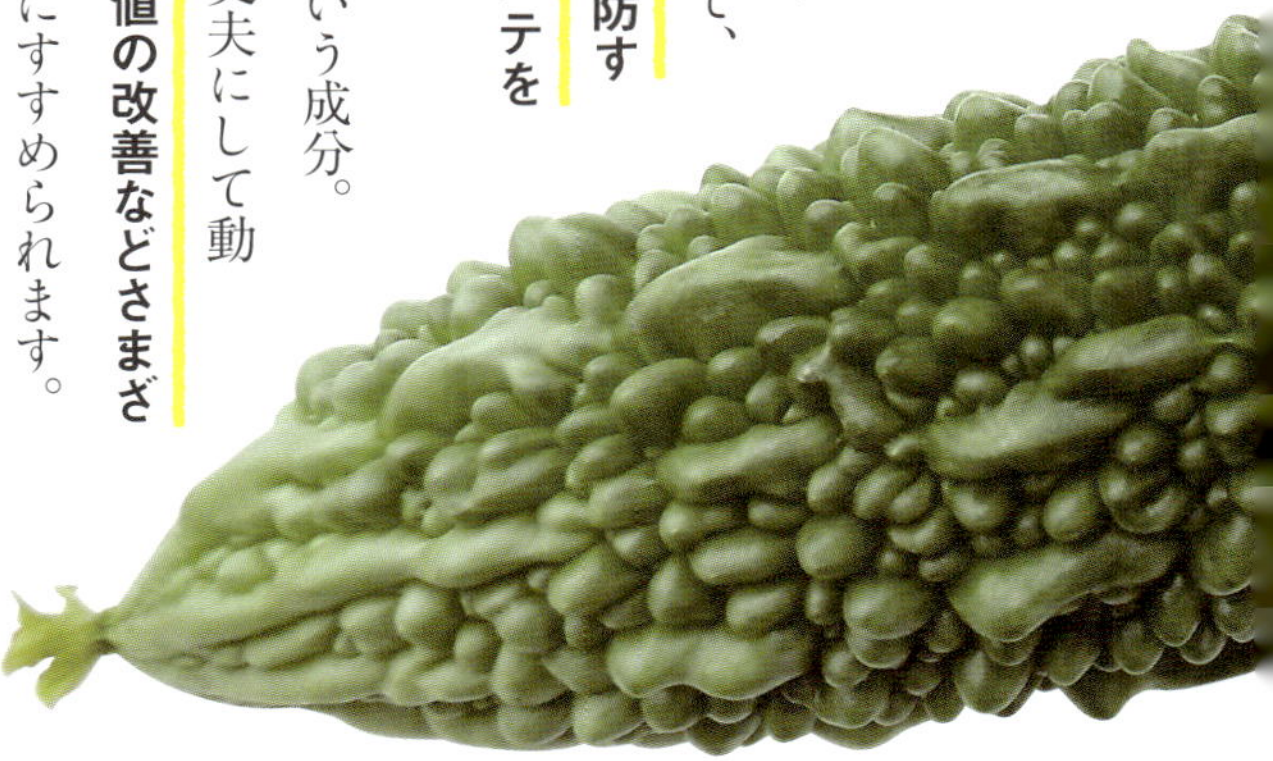

薬膳の視点

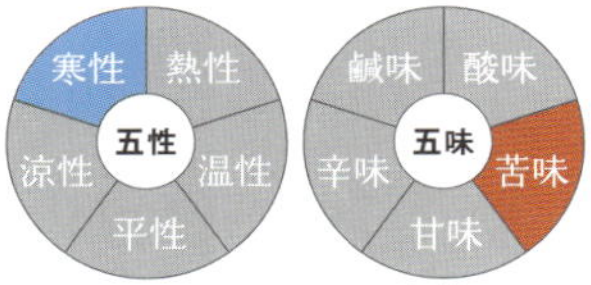

体に悪影響を及ぼす熱（暑邪《しょじゃ》）を取る作用と、湿気（湿邪《しつじゃ》）を取り除いて胃腸の働きを高める作用によって、熱中症や夏バテを予防する。

免疫力UPのポイント!
動脈硬化を予防

免疫力UPのポイント!
胃腸の働きを整える

主な栄養成分
ビタミンC、β-カロテン、カリウム、カルシウム、マグネシウム

栄養学と
薬膳の視点
から見た

にがうりの
調理とおいしい食べ方のヒント

1 にがうりに含まれているビタミンCは、比較的、加熱に強いことが特徴。できるだけ食べる直前に短時間で調理することで、ビタミンCの損失をより少なくできる。

2 体の熱を冷ましてくれるので、お酒を飲みすぎたあとや、肉を食べすぎたあとにもよい。また、にがうりのおかゆは目の充血を取るのによい。

3 種には強壮作用があるので、天ぷらなどにして食べるのがおすすめ。

4 完熟してオレンジ色になったにがうりは、甘味が出て、そのままおいしく食べられる。

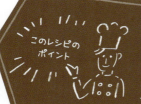

このレシピのポイント

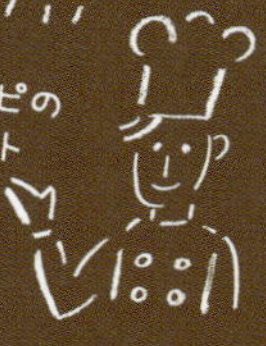

●豚肉に豊富なビタミンB_1が糖質の代謝を促し、疲労回復を助けるので、にがうりとともに夏バテを予防・解消します。●たれがよくからむように混ぜて食べるのがポイント。酢は色を変えるので食べる直前にかけましょう。

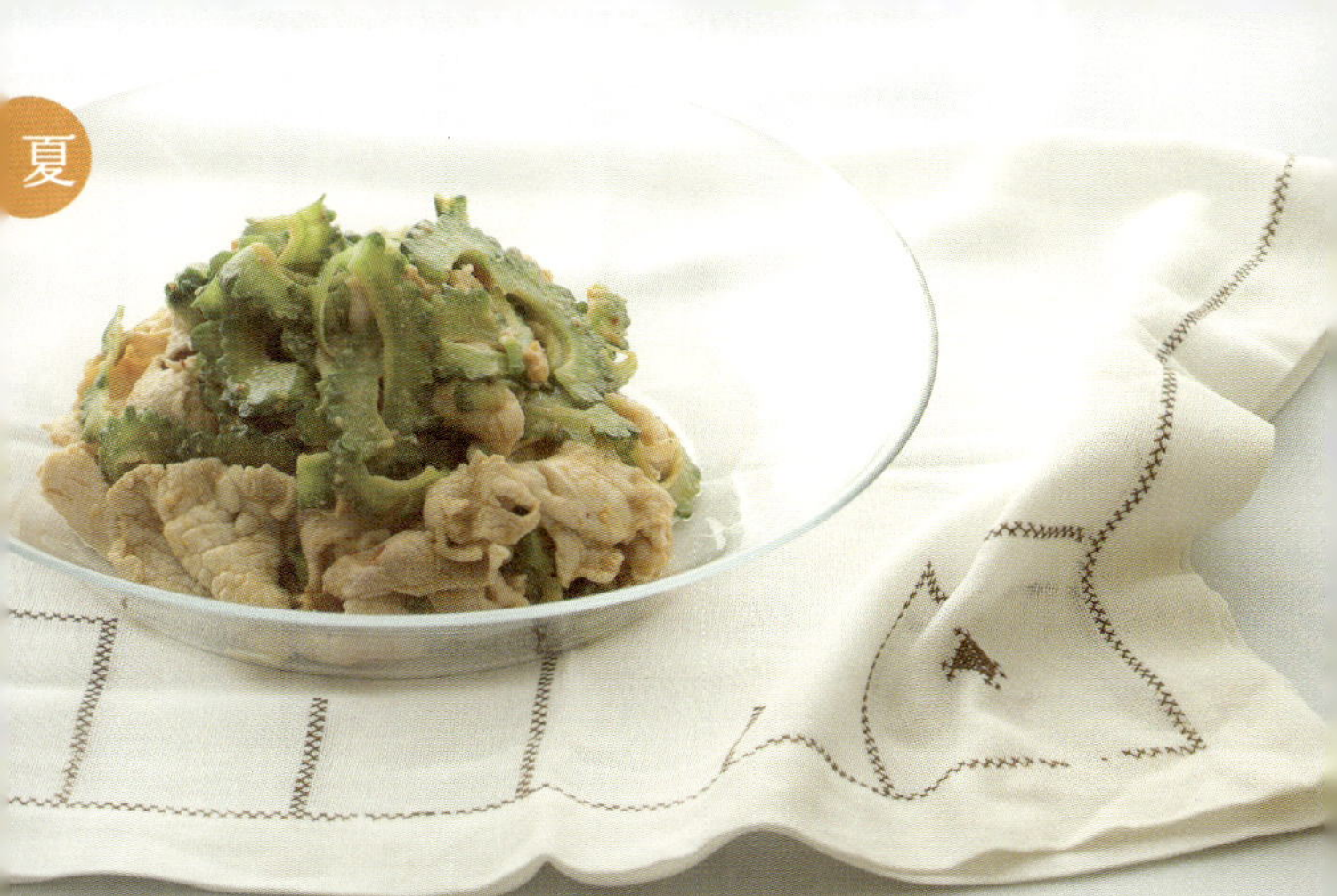

絶品レシピ

豚肉の疲労回復効果をプラス！

にがうりとゆで豚のごまだれサラダ

材料 2人分

にがうり…１本（260g）
豚もも肉（しゃぶしゃぶ用薄切り）
…200g
酒…大さじ３
［たれ］
白練りごま…大さじ１
白すりごま…大さじ１
鶏がらスープ
…小さじ1/4（湯大さじ２で溶く）
しょうゆ…大さじ１
豆板醤…小さじ１
はちみつ…大さじ１
しょうが（すりおろす）
…小さじ１

作り方

1 にがうりは縦半分に切って種を取り、横に薄切りにする。豚肉は長さを適当に切り、酒をふりかけてよく混ぜておく。
2 大きな鍋にたっぷり湯を沸かす。1の豚肉を色が変わるまで数回に分けてゆで、ぬるま湯にとり、水気を切る。同じ湯で1のにがうりをさっとゆでて水気を切る。
3 たれの材料をボウルに入れてよく混ぜ、2の豚肉を加えて混ぜ合わせる。器に盛り、上に2のにがうりの水気をしぼってのせる。好みで食べる直前に酢をかける。

すいか

天然の経口補水液！

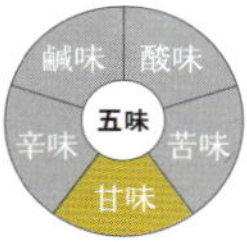

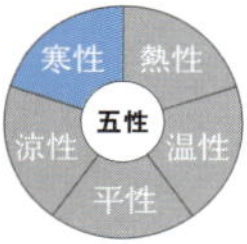

皮にも栄養があるので、かたい部分だけむいて除き、あとは漬け物や炒め物にしましょう。

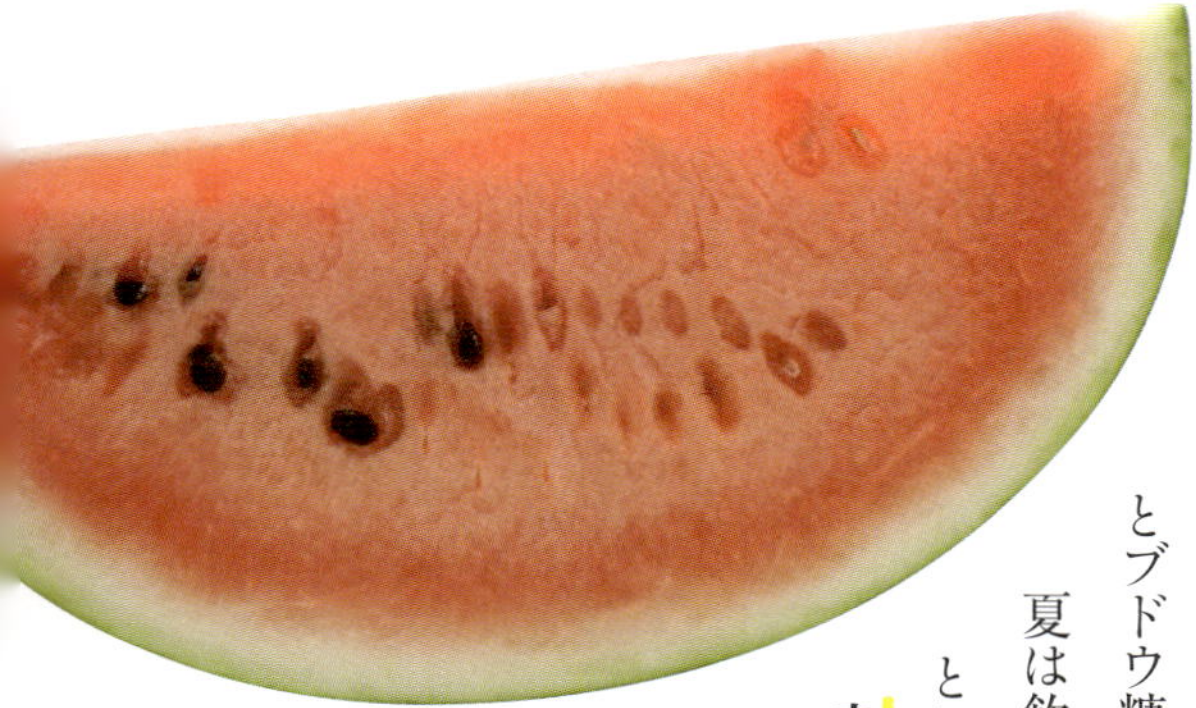

すいかは果肉の約90パーセントが水分！ 汗とともに失われるミネラルや、すばやくエネルギーに変わる果糖とブドウ糖、β《ベータ》-カロテンやビタミンCを含んでいます。

夏は飲み物だけでなく、すいかで水分補給をすることによって、**熱中症の予防になり、夏バテも防ぎます**。

赤い色は、トマトにも含まれているポリフェノールの一つ、リコピンです。抗酸化作用が高く、紫外線による細胞の老化を防ぎ、免疫力を高めます。

薬膳の性質は、体にこもった熱を冷ます作用が高く、発熱時や、口内炎にもすすめられます。

夏

胃腸と血液を健康に

桃

夏のくだもののなかではめずらしく、体を温める性質です。胃を冷やさず、水溶性食物繊維のペクチンが便通をよくするので、**胃も腸も健康にしてくれます**。ペクチンには、血中コレステロールを減らす作用もあります。抗酸化成分では、ビタミンCや、ポリフェノールのカテキンを含み、免疫力を高めます。

薬膳では、腸を潤して、胃腸の働きを整え、「血」の流れが滞る「瘀血《おけつ》」を改善するとされます。種には微毒がありますが、瘀血改善の効能が高く、「桃仁《とうにん》」という生薬になっています。

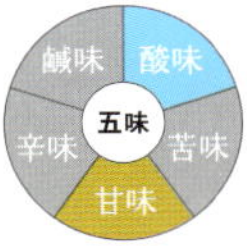

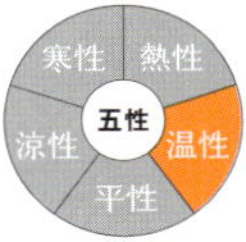

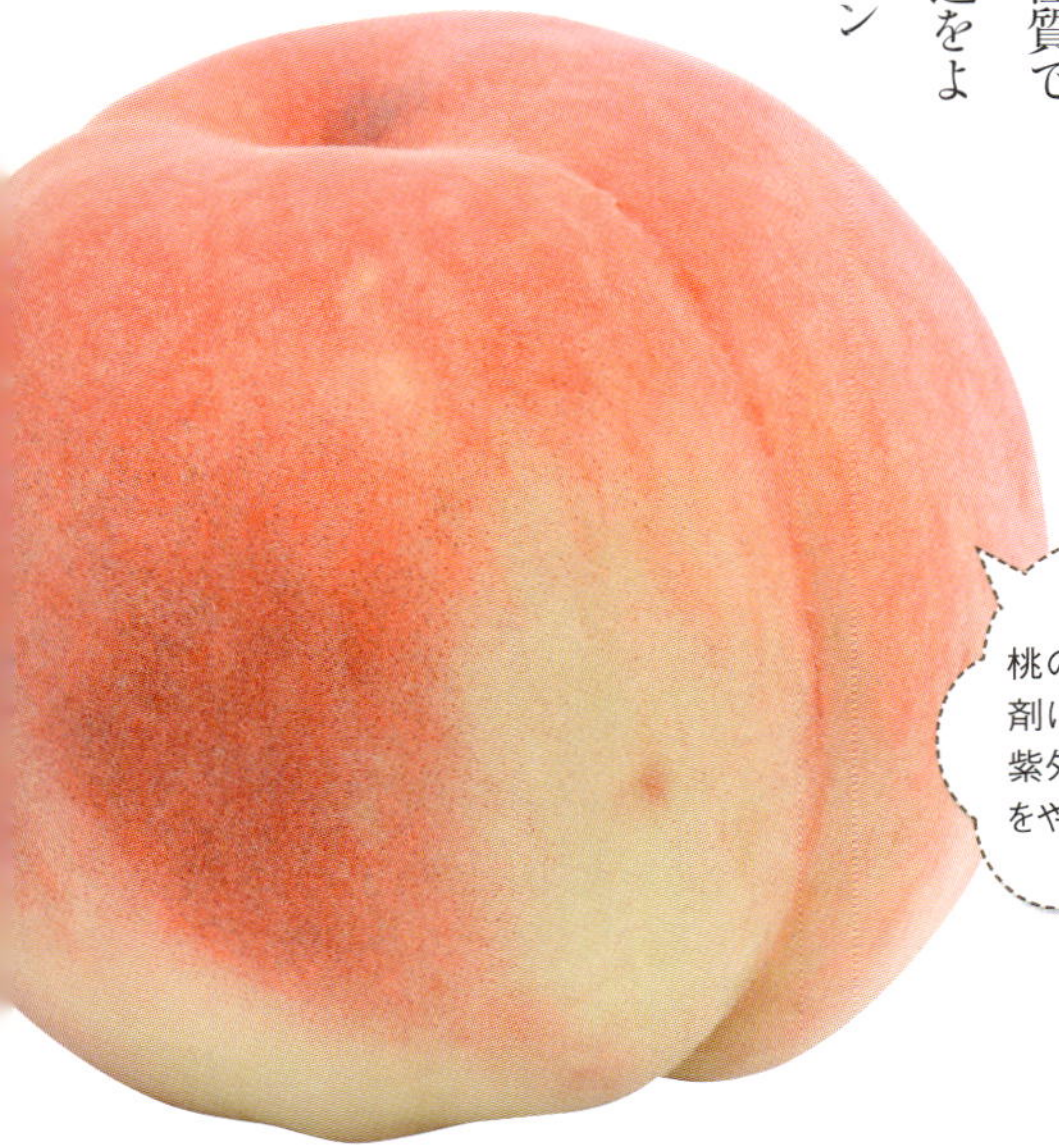

桃の葉を煮出して入浴剤にすると、あせもや、紫外線による肌トラブルをやわらげます。

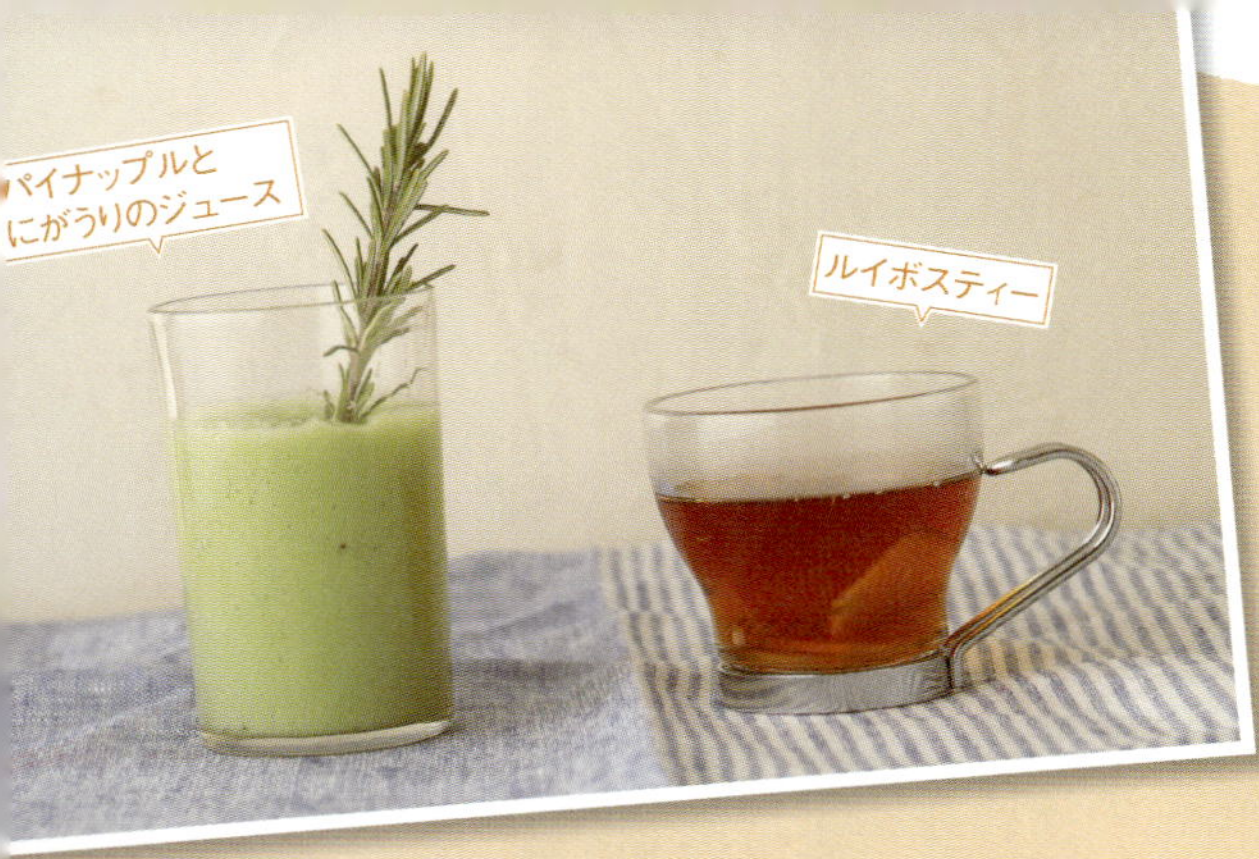
パイナップルと
にがうりのジュース
ルイボスティー

水分とともにビタミン類を補って熱中症を効果的に予防！

熱中症予防のためには、水分だけでなく、汗とともに流出してしまうビタミン・ミネラルを補うことが大切。**夏のくだものや野菜のジュース**なら、これらを効果的に補えます。また、くだものの甘味・酸味や香りが体を元気づけ、夏バテも防いでくれます。

ほてった体の熱を冷ましたいときは、冷やす作用の強い**ルイボスティー**がおすすめです。10分ほど煮出したものを冷ましてレモンを1切れ加えると、酸味がアクセントになり、ビタミンCも補えます。

パイナップル

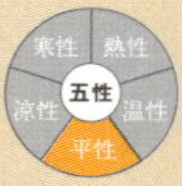

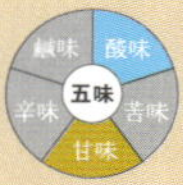

にがうり（→ P68）・ルイボスティー（→ P146）

ドリンクレシピ

パイナップルとにがうりのジュースの作り方（1杯分）

パイナップル（150g）、にがうり（50g）を適当な大きさに切り、水50㎖を加えてミキサーにかける。

秋
Autumn
の免疫力アップ
食材&料理

秋

肺を乾燥から守って風邪予防、体を温めて冬に備えましょう

※初秋から仲秋、晩秋へと、日を追うごとに気温が下がり、空気も乾燥していきます。気候の変化に合わせて、体調を整えましょう。

初秋は、最も夏の疲れが出るころです。暑さで体力が低下している上に、寝苦しさによる睡眠不足が重なって、精神的な疲労もたまっています。冷たいものの飲食で、胃腸が弱っている人もいるでしょう。まず、睡眠をたっぷりとり、冷たい食べ物・飲み物をやめて、体と胃腸の疲れを取ることが大切です。

次に、エネルギーを補給して、体力を十分に回復させましょう。次々に旬を迎える、さんま、鮭《さけ》、さつまいも、里いも、舞茸《まいたけ》、栗《くり》といった秋の食材が、夏に消耗したエネ

※「二十四節気」によると、初秋は8月8日～9月7日ごろ、仲秋は9月8日～ 10月7日ごろ、晩秋は 10 月8日～ 11 月6日ごろ。

ルギーや気力を補ってくれます。

仲秋からは気温がさらに下がり、乾燥も進みます。肺は乾燥に弱いため、この時期に肺を乾燥から守ることが風邪予防のポイントです。薬膳の知恵を借りて、食べ物で肺を潤しましょう。きくらげ（とくに白きくらげ）、ゆり根、梨、ぶどう、はちみつ、牛乳、豆乳などが肺を潤してくれます。また、秋の味覚のぎんなんは、肺の働きを助けてくれるので、炒め物や炊きこみご飯、スープに入れるなど、いろいろな料理で味わってください。

晩秋は、本格的な寒さが始まります。体温が下がると、免疫力も著しく低下してしまうので、体を温める食材をとりましょう。旬の魚の鮭は、温め作用が抜群です。甘みを増したさつまいもや、秋採れの玉ねぎも体を温めてくれます。もち米も、胃腸から全身を温めてくれるので、栗、ぎんなん、鮭などを入れた「おこわ」もおすすめです。旬の食材をおいしく味わいながら、免疫力を高めましょう。

皮膚や血管を丈夫に！体力増進にも
さんま

主な栄養成分
脂質、たんぱく質、鉄、ビタミンD、ビタミンB_{12}、ビタミンA（レチノール）

免疫力UPのポイント！
皮膚を丈夫にする

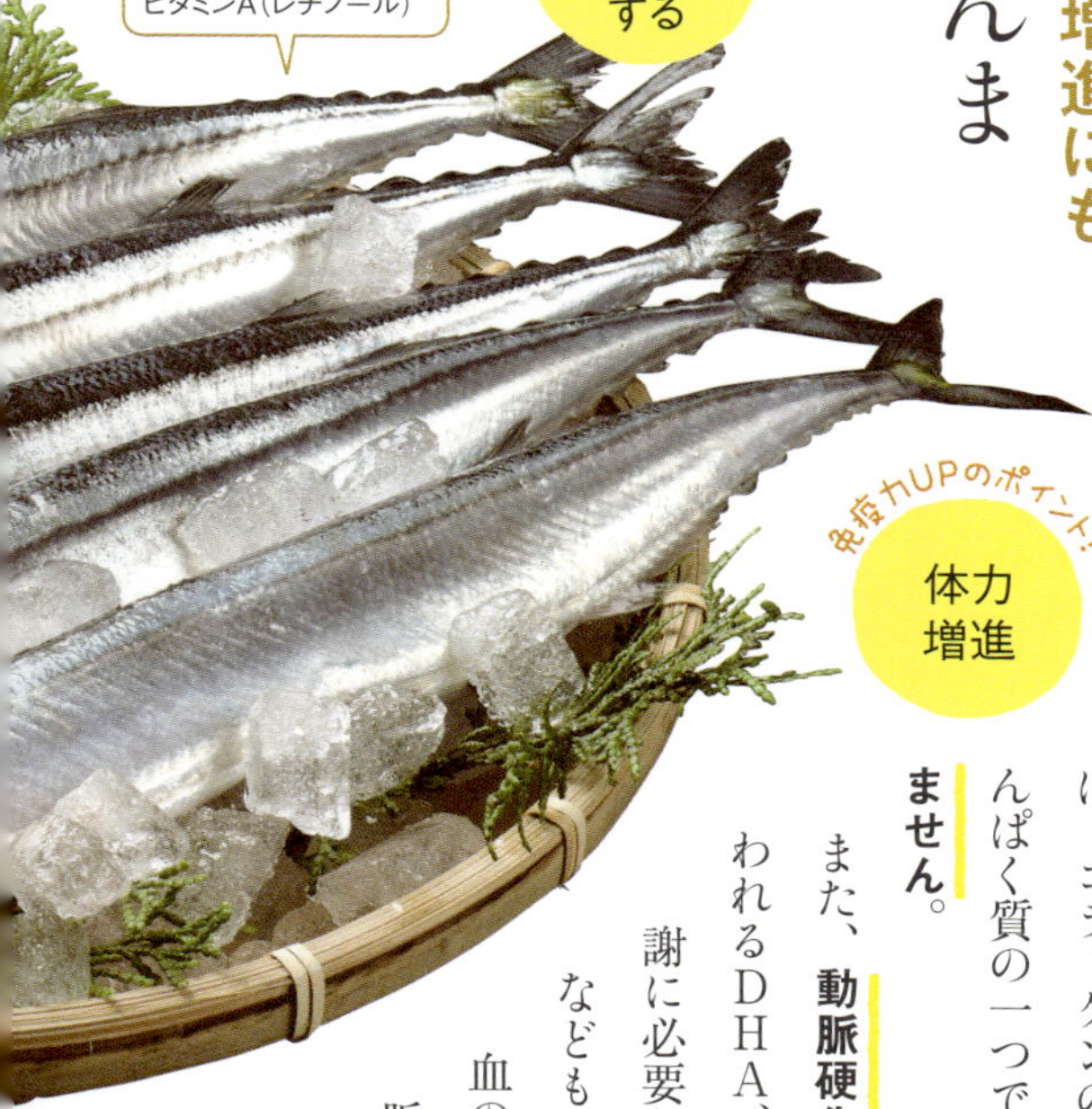

免疫力UPのポイント！
体力増進

脂がのった旬のさんまは、フカヒレなどの高級魚を除けば、コラーゲンの含有量がトップクラス。コラーゲンはたんぱく質の一つで、**皮膚や血管を丈夫に保つために欠かせません。**

また、**動脈硬化の予防や、脳の健康維持を助ける**といわれるＤＨＡ、ＥＰＡを豊富に含み、たんぱく質の代謝に必要なビタミンB_{6}、血液をつくるビタミンB_{12}なども含んでいます。薬膳の視点からみても、血のめぐりをよくする作用があるので、動脈硬化の予防にもよい食材です。

薬膳では、さらに、消化吸収機能を高める作用があるとされます。夏は胃腸の働きが低下し、その影響が初

注意

DHA、EPAは酸化しやすいので、新鮮なものを食べることが大切。

免疫力UPのポイント!
血管を丈夫にする

免疫力UPのポイント!
動脈硬化を予防

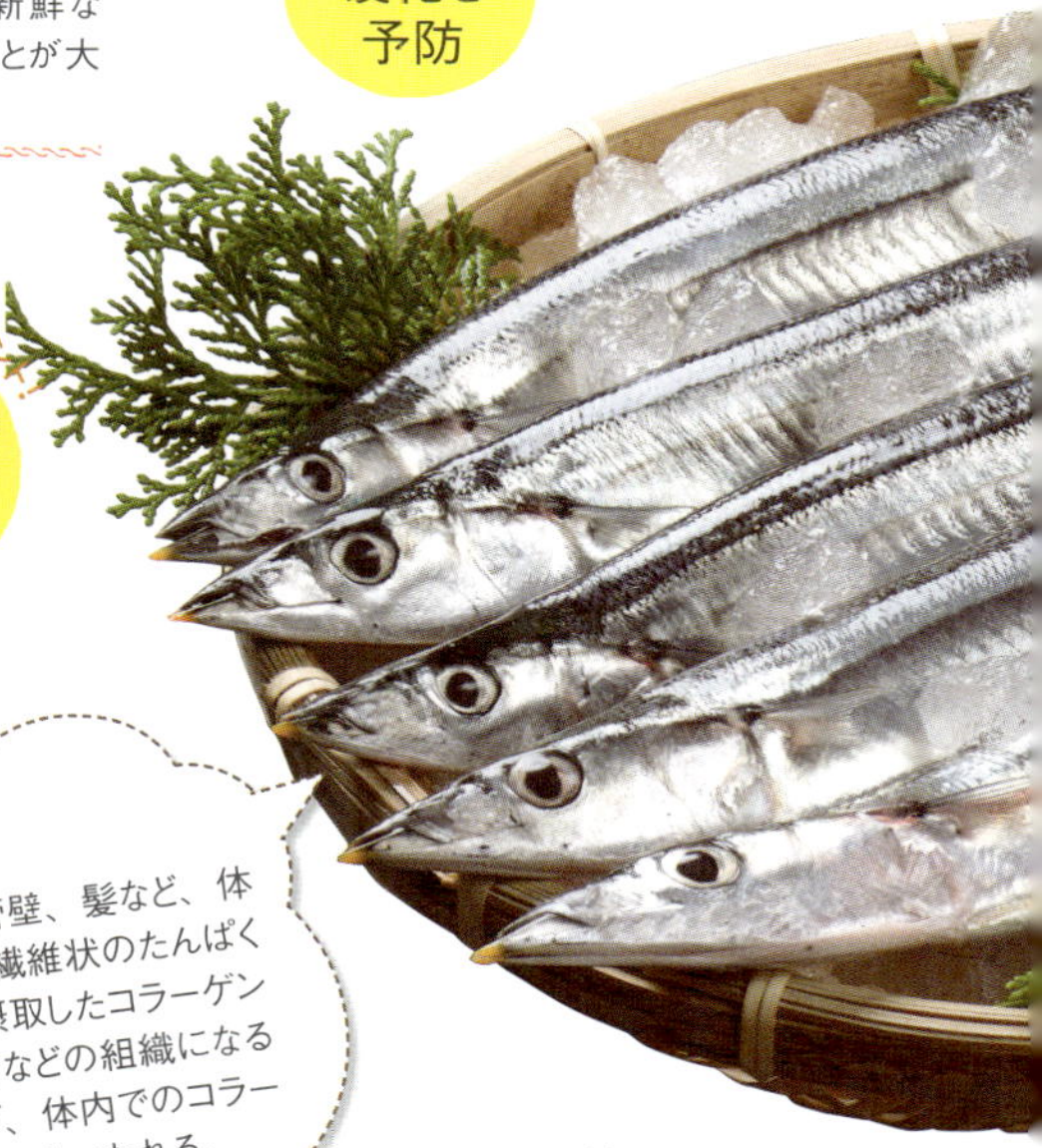

免疫力UPのポイント!
脳の健康維持

注目成分

コラーゲン

皮膚、骨、血管壁、髪など、体の構造を支える繊維状のたんぱく質。食品から摂取したコラーゲンがそのまま皮膚などの組織になるわけではないが、体内でのコラーゲン合成を高めるといわれる。

薬膳の視点

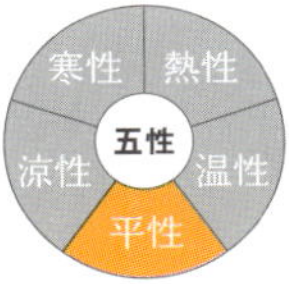

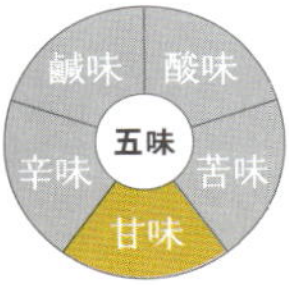

消化吸収を担う「脾《ひ》」の働きを助け、栄養の吸収をよくするので、疲労回復や滋養強壮によい。また、「血」のめぐりをよくして血栓などを防ぐ。

秋に出てきますが、胃腸の働きがよくなれば、食べ物に含まれる栄養が十分に吸収されて、**疲労を回復し、体力を増強**します。

栄養学と薬膳の視点から見た

さんまの調理とおいしい食べ方のヒント

1 シンプルに焼くのもおいしいが、コラーゲンや油が落ちてしまうのがもったいない。炊き込みご飯（左ページにレシピ）や、煮物、蒸し物、汁物などにすると、よい成分を丸ごと取り入れて味わえる。

2 刺身で食べられることも多くなったが、寄生虫がつきやすい魚なので、加熱して食べるほうが安心。殺菌作用があるねぎ、大根おろしなどの薬味と一緒に食べることも大切。

3 酢でしめて、柑橘系のくだもののしぼり汁を使ってカルパッチョなどにすると、コラーゲンの生成に必要なビタミンCを一緒にとれる。

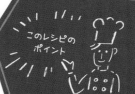

このレシピのポイント

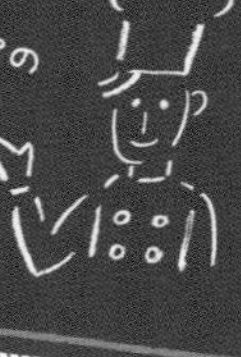

【さんまの下ごしらえ】頭と腹わたを取り除き、血合いを流水で洗い流す。ペーパータオルで水気をふき取り、長さを半分に切る。分量外の酒大さじ3を全体と腹の中にふり、しょうゆを小さじ1ずつ腹の中にふる。

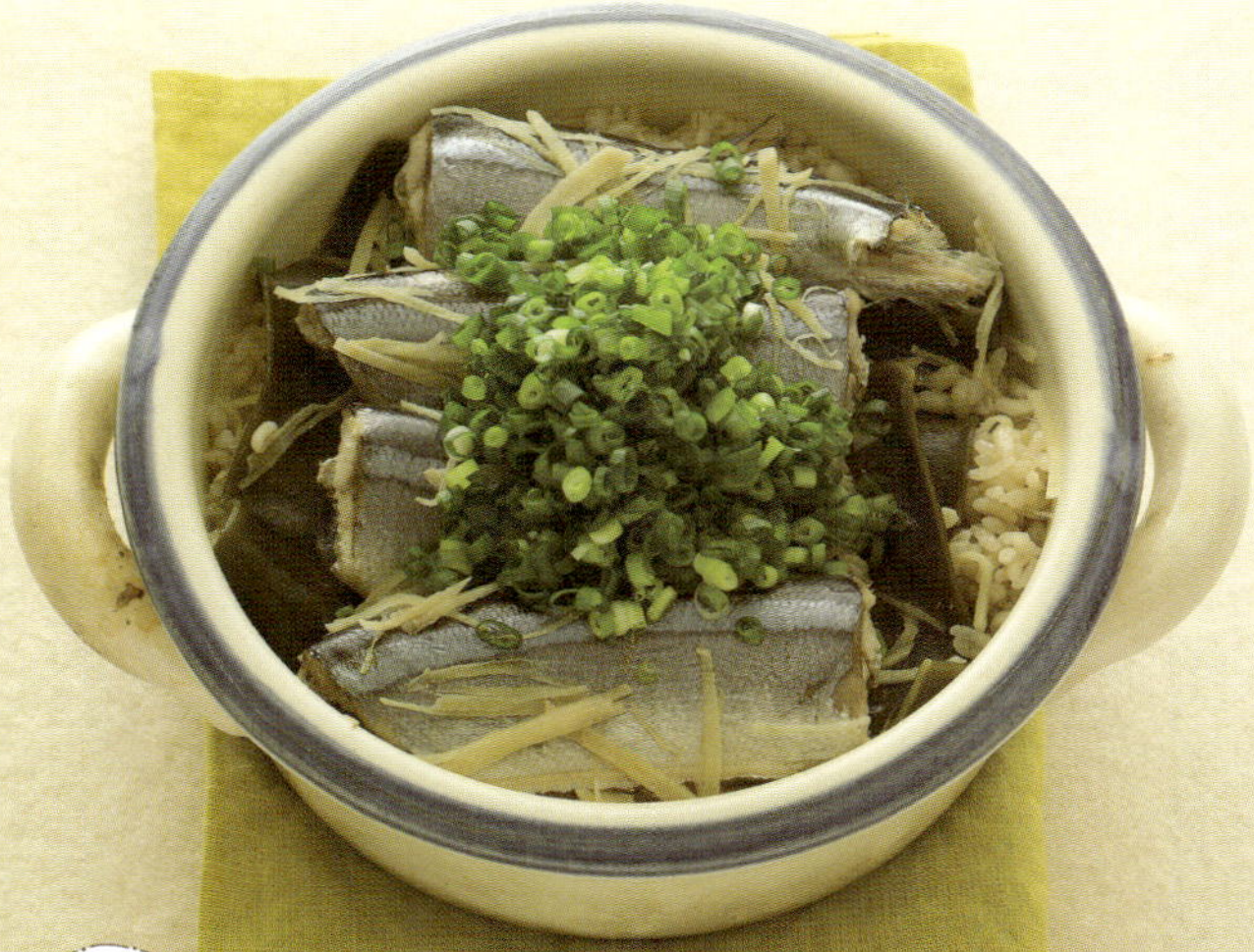

絶品レシピ

栄養を余さずとれる！

さんまの炊き込みご飯

材 料 2〜3人分

さんま…２尾
米…１合（研いでざるに上げる）
丸麦…½ 合（研いで 30 分水に浸す）＊丸麦は消化酵素や食物繊維が豊富。
昆布水（15cm の昆布２枚を水に浸す）…１¾ 合
酒…大さじ１
しょうゆ…大さじ１
しょうが…30g（皮をむいてせん切り）
万能ねぎ…⅓ 束（小口切り）
好みですだち、かぼす…１〜２個

作り方

1 米と丸麦を土鍋に入れる。昆布水を入れてから大さじ１（酒の分量分）を取り除き、酒、しょうゆを入れて混ぜる。

2 米の上に昆布を敷き、下ごしらえしたさんま（右ページ）の汁気をきってのせる。しょうがを散らし、蓋をして火にかけ、沸騰したら弱火で 12 〜 13 分ほど炊く。蒸気が少なくなったら火を一度強めてから消し、10 分ほど蒸らす。

3 さんまと昆布を取り出し、さんまの骨を除いて粗くほぐし、昆布はせん切りにしてご飯に戻す。万能ねぎをのせ、軽く混ぜて器によそい、すだちなどの果汁をかける。

粘膜を潤して風邪を予防、血液もきれいに
きくらげ

免疫力アップに欠かせないビタミンDや、ミネラルを豊富に含みます。食物繊維も豊富で、腸内環境を整えてくれます。また、煮込むととろみがでる水溶性食物繊維（多糖類）は、粘膜を丈夫にするなどの働きがあるといわれています。

薬膳では、体を潤す作用や、滋養強壮作用が注目されます。潤す作用がとくに高い**白きくらげは、美肌や、風邪予防に効果的です。**中国では「銀耳《ぎんじ》」と呼ばれ、不老不

免疫力UPのポイント！
腸内環境を整える

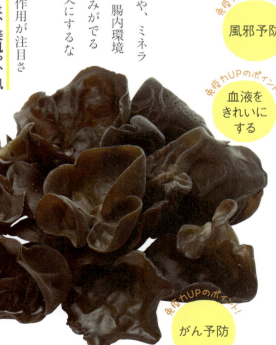

免疫力UPのポイント！
風邪予防

免疫力UPのポイント！
血液をきれいにする

免疫力UPのポイント！
がん予防

死の薬として珍重されています。

一方の**黒きくらげは、血液をきれいにする作用があり、脂質異常症や動脈硬化によい**とされます。また、**止血作用があり、痔などの改善にも働きます**。さらに、女性の月経不順などにもよいとされます。

以前は、白きくらげのみに抗がん作用があるとされていましたが、近年では、黒きくらげにも抗がん作用があると考えられています。

注意

生のきくらげは皮膚炎やかゆみを起こすことがあるので、必ず加熱する。乾燥きくらげは、戻すと酸化しやすいので、食べる分だけをその都度、水で戻す。

注目成分

水溶性食物繊維（多糖類）

加熱するととろみがでるため、コラーゲン様物質と呼ばれることも。粘膜を強化、美肌をつくる、老化を防ぐなど、さまざまな働きが期待されている。

薬膳の視点

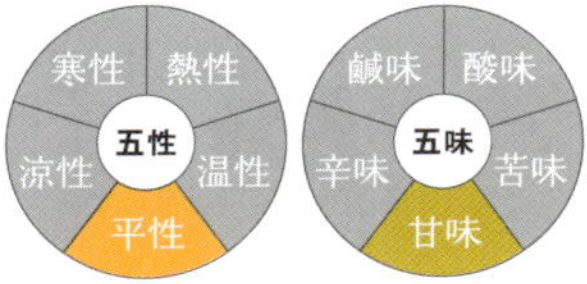

※白きくらげは、ほとんど味がない「淡味」の性質もある。

白きくらげは潤す作用にすぐれ、風邪を予防したり、咳、口の渇きを改善。黒きくらげは「血」の熱を取ってきれいにし、脂質異常症などを改善する。

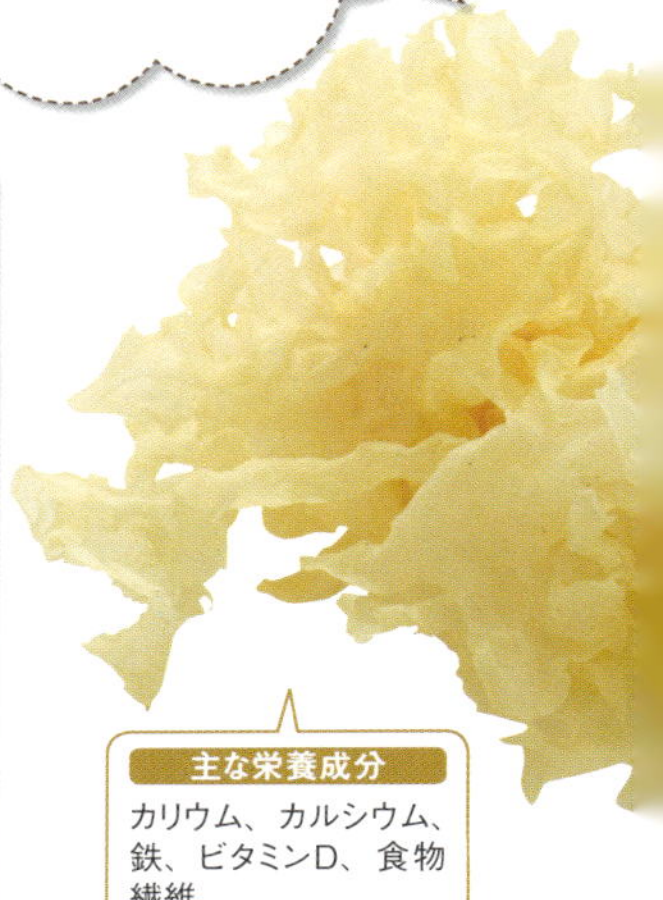

主な栄養成分

カリウム、カルシウム、鉄、ビタミンD、食物繊維

栄養学と薬膳の視点から見た

きくらげの調理とおいしい食べ方のヒント

1 乾燥きくらげはよく水洗いして、湯ではなく、必ず水で戻し、加熱する。

2 さっと煮たものや炒めたものは、こりこりした食感を楽しめる。ゆでてサラダに入れたり、酢じょう油で食べてもおいしい。

3 白きくらげは、じっくり煮込むとコラーゲン様物質のトロトロ感を味わえ、効能も十分に取り入れられる。

4 白きくらげは甘いデザートにしてもおいしい。くこの実、ゆり根と一緒にシロップ煮にしたものは、更年期ののぼせを改善してくれる。

このレシピのポイント

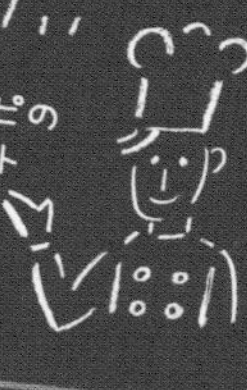

●黒きくらげに含まれるビタミンD、マグネシウムが、小松菜の豊富なカルシウムの吸収を高めます。このレシピに干しえびやじゃこを大さじ1～2杯加えると、さらにカルシウムをとれ、骨の健康や精神の安定に役立ちます。

秋

絶品
レシピ

骨粗しょう症を予防！

黒きくらげと小松菜のナムル風

材 料 2人分

黒きくらげ…8g
小松菜…1束（200g）
にんにく…½片（4g）
塩…小さじ¼
ごま油…大さじ1

作り方

1 きくらげはたっぷりの水に浸して2時間ほどおく。小松菜は水に浸して根元の汚れを取り除き、葉もよく洗う。
2 にんにくは細かいみじん切りにして大きめのボウルに入れ、塩、ごま油と混ぜておく。
3 たっぷりの湯を沸かし、1のきくらげをゆでてざるに上げる。冷めたら5〜6mm幅に切る。
4 小松菜は太い根元は切れめを入れ、数回に分けてゆで、冷水に取ってから水気をしぼり、3cmの長さに切る。
5 2に3を入れて和え、4の水気をもう一度しぼり、ほぐしながら入れてよく和える。

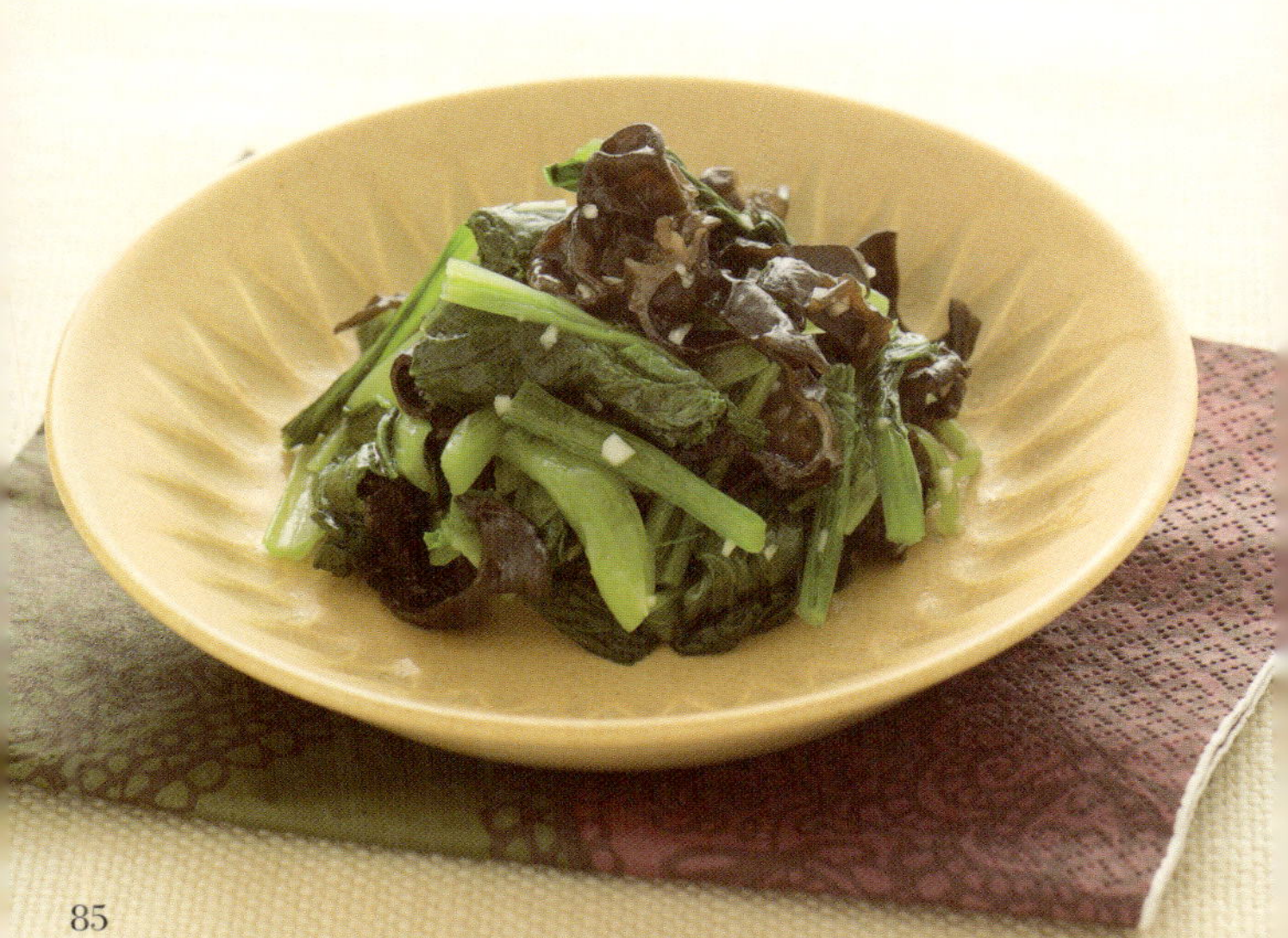

注目新食材②

ポリフェノールが豊富

青パパイヤ

くだもののパパイヤを未熟な状態で収穫したものが青パパイヤです。

抗酸化作用の高い**ポリフェノールと、ビタミンCを豊富に含むことから、生活習慣病を予防し、老化を防ぎ、免疫力を高めます。**ビタミンEも多く、ビタミンB群も含んでいます。

また、たんぱく質分解酵素のパパインを含むため、肉と一緒に調理すると肉がやわらかくなり、消化しやすくなります。

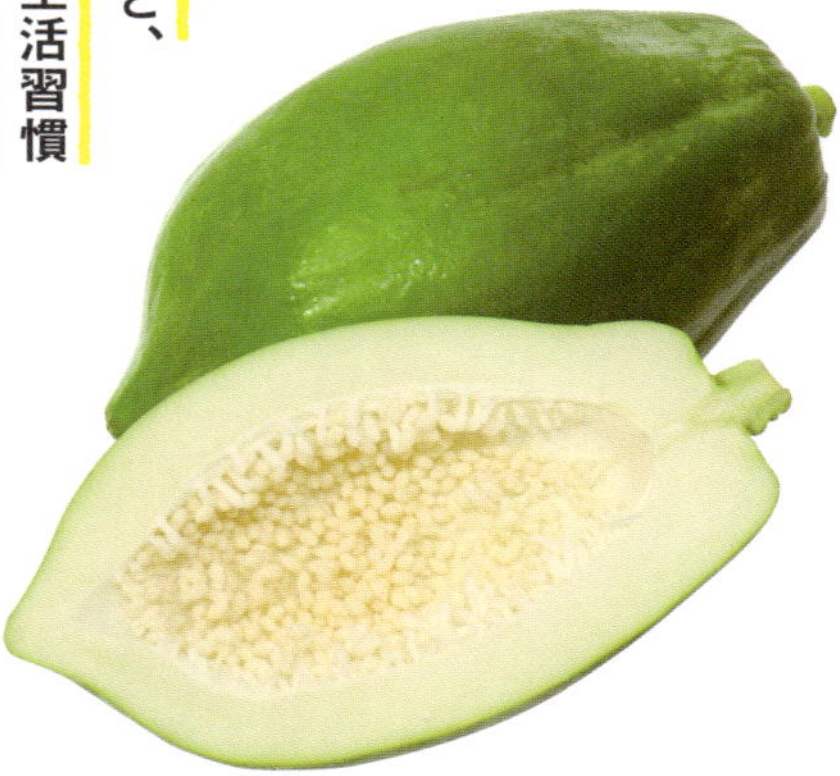

注意

酵素の力が強いので、切ってから水にさらして力を弱めるとよい。

免疫力UPのポイント!
抗酸化力

免疫力UPのポイント!
老化防止

薬膳の視点

※比較的新しい食材なので、五性・五味の決定的データはまだありません。

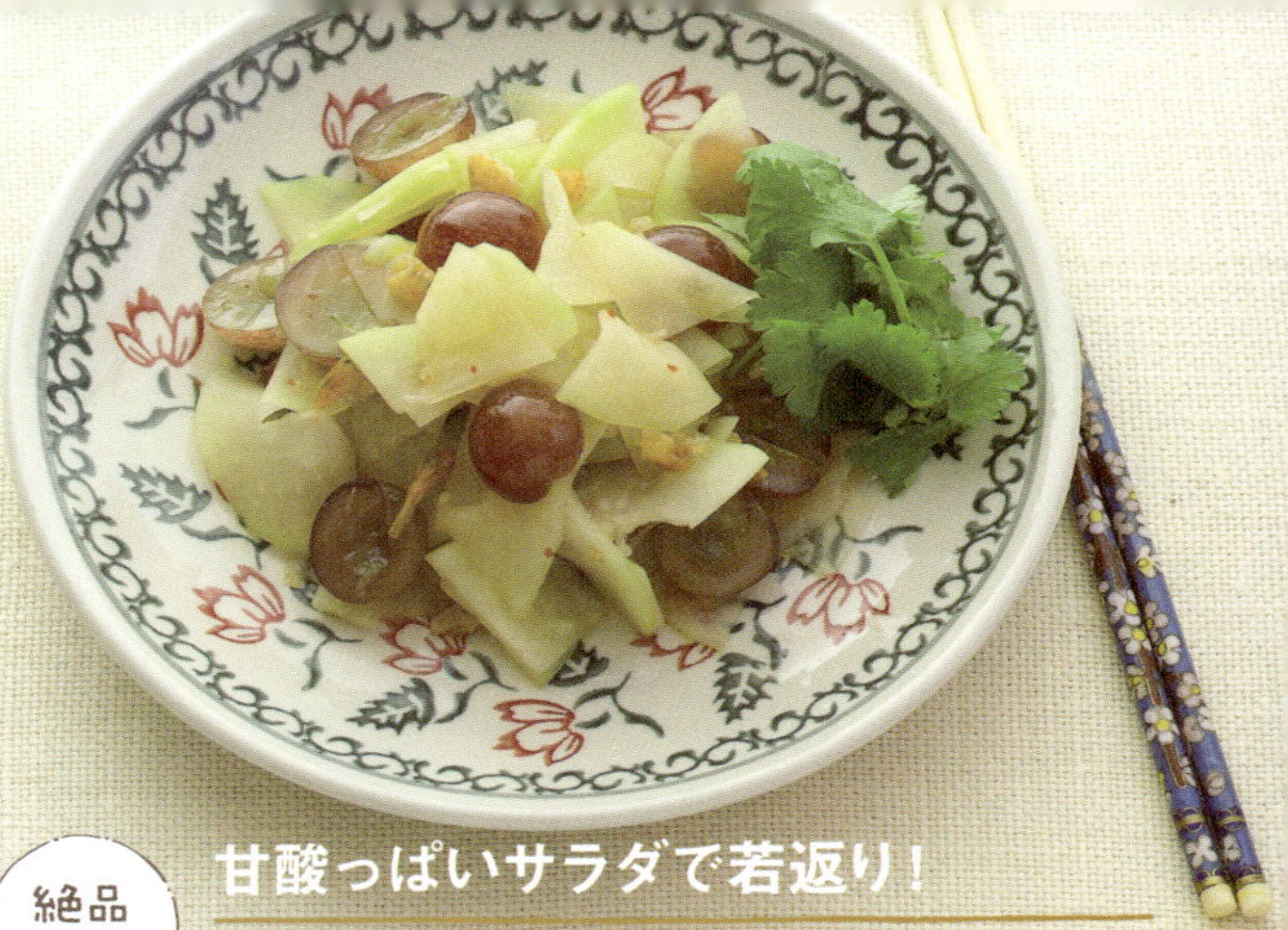

絶品レシピ

甘酸っぱいサラダで若返り！

青パパイヤのアジア風サラダ

材 料 作りやすい分量

青パパイヤ…½個（250g）
ぶどう…½房（100g）（房から外して塩で軽くもみ、流水で洗って水気をきる）
香菜《しゃんつぁい》（パクチー）…少々

［たれ］
干しえび…大さじ1（ぬるま湯で洗い、倍量の湯で戻す。戻した汁はとっておく）
ナンプラー…大さじ1
レモン汁…大さじ1
はちみつ…小さじ1

作り方

1 青パパイヤは皮をむき、種を取る。縦に4等分に切って、薄いいちょう切りにする。ボウルに入れ、塩小さじ1（分量外）を加えて混ぜる。
2 ぶどうは半分に切り、種があったら取り除く。
3 干しえびは水気をきって粗みじん切りにする。大きめのボウルに戻した汁とともに入れ、たれのほかの材料と混ぜる。
4 1を流水で洗ってしぼる。3に入れ、2を加えて混ぜる。10分ほどおいて味をなじませて器に盛り、香菜を飾る。

このレシピのポイント
好みで、蒸し鶏、ゆでたえび・いか・たこなどを合わせてもおいしく、栄養価もアップ。

秋の免疫力をぐんとアップ！

舞茸《まいたけ》

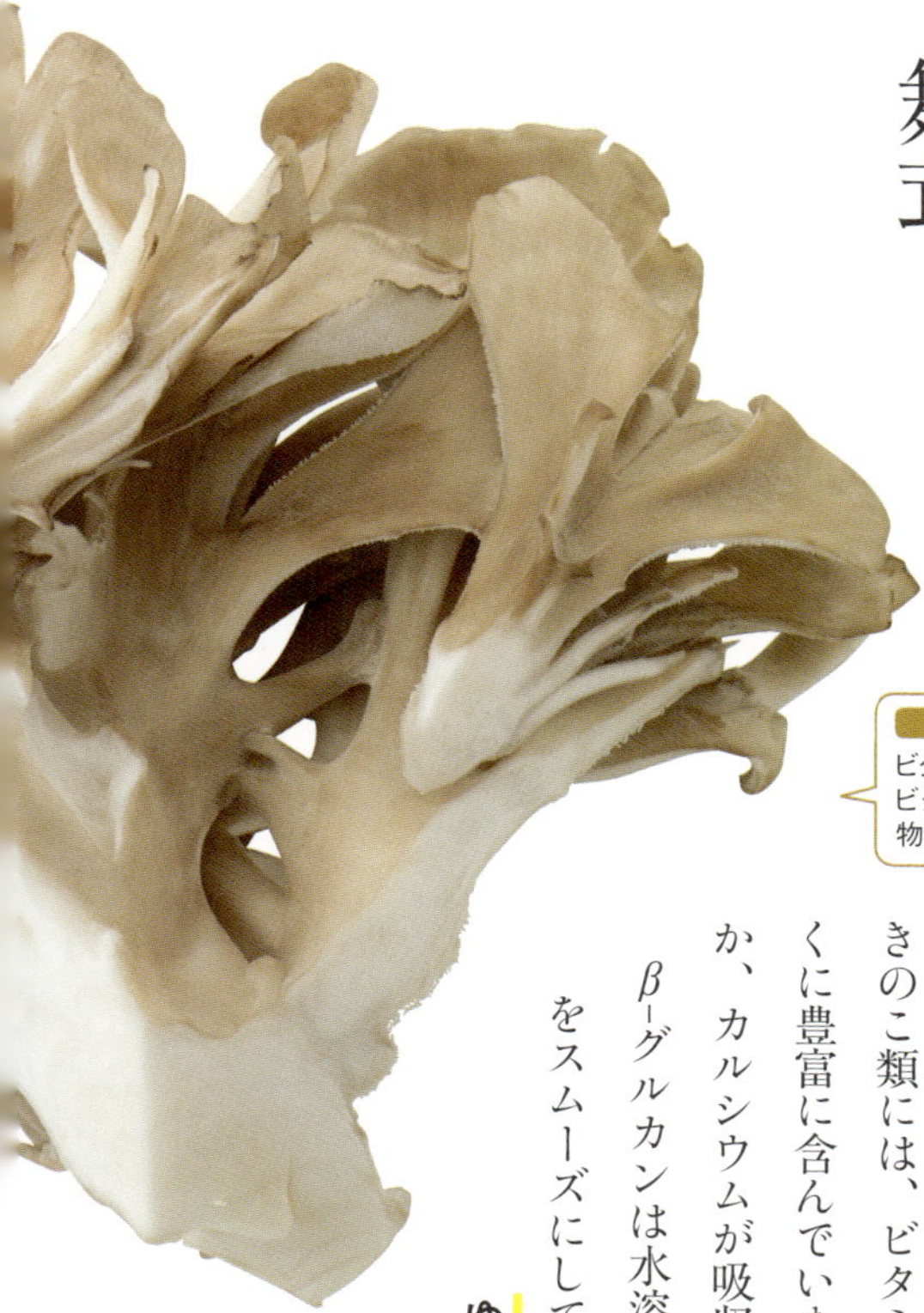

主な栄養成分

ビタミンB1、ビタミンB2、ビタミンD、葉酸、食物繊維

きのこ類に含まれる食物繊維の一つ、β《ベータ》-グルカンには、がん細胞の増殖を抑える作用があるといわれています。舞茸は、**とくにがん予防の効果が高い**と期待される食材です。きのこ類には、ビタミンDも多く含まれますが、舞茸はとくに豊富に含んでいます。ビタミンDは免疫力を高めるほか、カルシウムが吸収されるために不可欠です。

β-グルカンは水溶性食物繊維（多糖類）なので、便通をスムーズにして**腸内環境を整えたり、糖質の吸収をゆるやかにして血糖値の急上昇を防ぐ**といった作用もあり、生活習慣病の予防に役立ちます。

そのほか、ビタミンB群を多く含み、エネルギー代謝をスムーズに

秋

免疫力UPのポイント!
がん予防

免疫力UPのポイント!
血糖値の急上昇を抑える

免疫力UPのポイント!
エネルギー代謝をよくする

免疫力UPのポイント!
腸内環境を整える

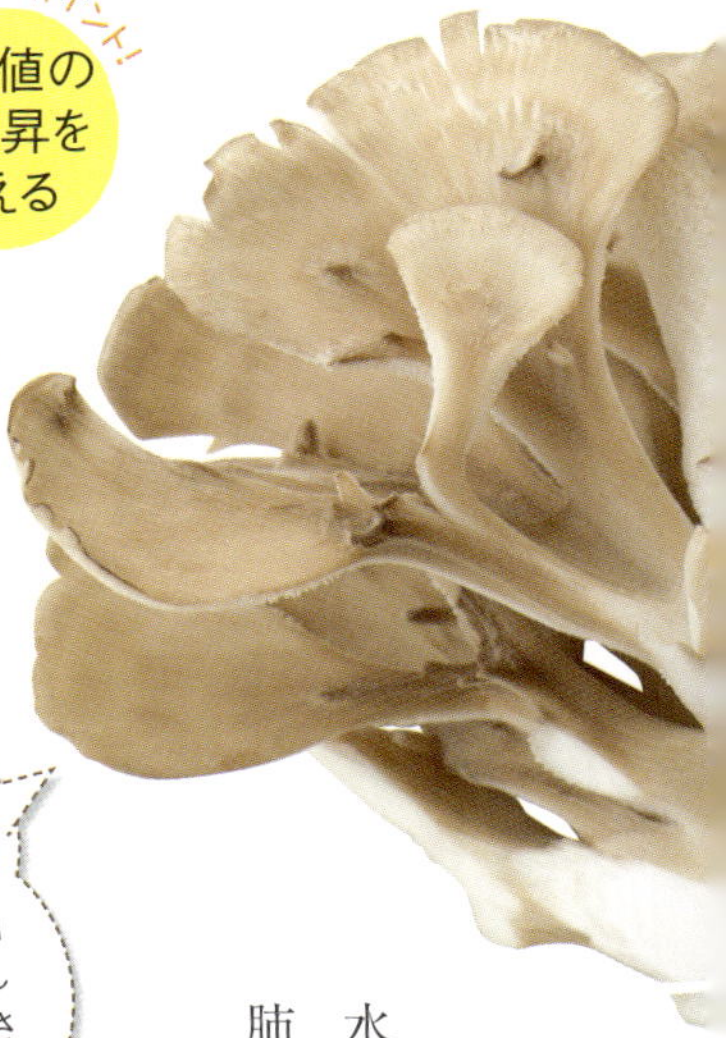

してくれます。

薬膳では、「気」を補うことによって、「血」のめぐりや、水分代謝などをよくするとされます。とくに、乾燥による肺の機能低下を防ぐので、風邪予防にもすすめられます。

注目成分

β《ベータ》-グルカン
水溶性食物繊維の一つ。腸内環境を良好にするほか、免疫細胞を刺激して免疫力を高め、がん細胞の増殖を抑えることが期待されている。

注意
アクが強い食材なので、とくに天然のものは食べすぎないように注意する。

薬膳の視点

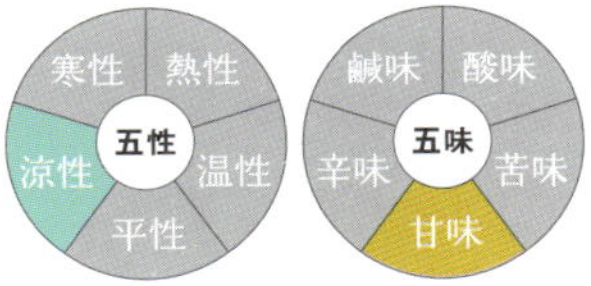

「血」や「津液《しんえき》」(体液など)を動かすエネルギーである「気」を補うことによって、血液循環や水分代謝をよくする。

栄養学と
薬膳の視点
から見た

舞茸の
調理と おいしい 食べ方のヒント

1 煮ると汁が黒くなるので、汁物などでは最後に入れるとよい。汁には栄養成分が溶け出すので、残さず食べたい。

2 天ぷらにするとアクが抜けて、アクが苦手な人も食べやすくなる。

3 にんにくと一緒に炒めると数日間保存できる。食べる際に卵でとじたり、ひき肉と合わせるなど、アレンジしてさらにおいしくいただける。

4 数種類のきのこを合わせると、さまざまなうま味成分が一緒になり、おいしさが増す。β－グルカンやビタミンDもさらに豊富にとれる。

このレシピのポイント

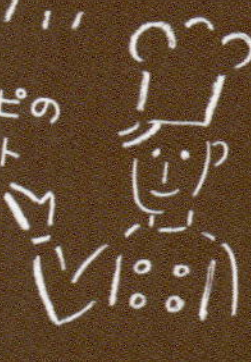

●きのこの種類によって少しずつ異なるうま味や食感、みそ、酒のうま味が一緒になり、相乗効果でおいしさがアップ。冷蔵で4～5日間保存可能。
●辛味を増したいときは、とうがらしの種を除き、小口切りにして入れます。

秋

絶品レシピ

免疫力アップ成分がぎっしり！

舞茸と色々きのこの酒煮

材料 作りやすい分量

舞茸…１パック（100g）
えのきたけ…１束（170g）
生しいたけ…６個（120g）
とうがらし…１本
酒…100mℓ（½カップ）
しょうゆ…大さじ１
みりん…大さじ１
みそ…大さじ½
（酒大さじ１で溶く）

作り方

1 舞茸は食べやすい大きさにほぐし、根元は包丁で薄切りにする。えのきたけは根元を切り落とし、長さを３～４等分に切る。生しいたけは、笠は半分に切ってから薄切り、軸はかたい部分を切り取り、縦にほぐす。

2 鍋に1を入れて酒を回しかけ、とうがらしをのせる。蓋をして火にかけ、沸騰したら弱めの中火にして、きのこがしんなりするまで５分ほど蒸し煮にする。

3 2にしょうゆ、みりんを入れて混ぜる。調味料が全体に回るようにときどき混ぜ、水分をとばしながら煮る。酒で溶いたみそを加えて混ぜ、ひと煮したら火を止める。

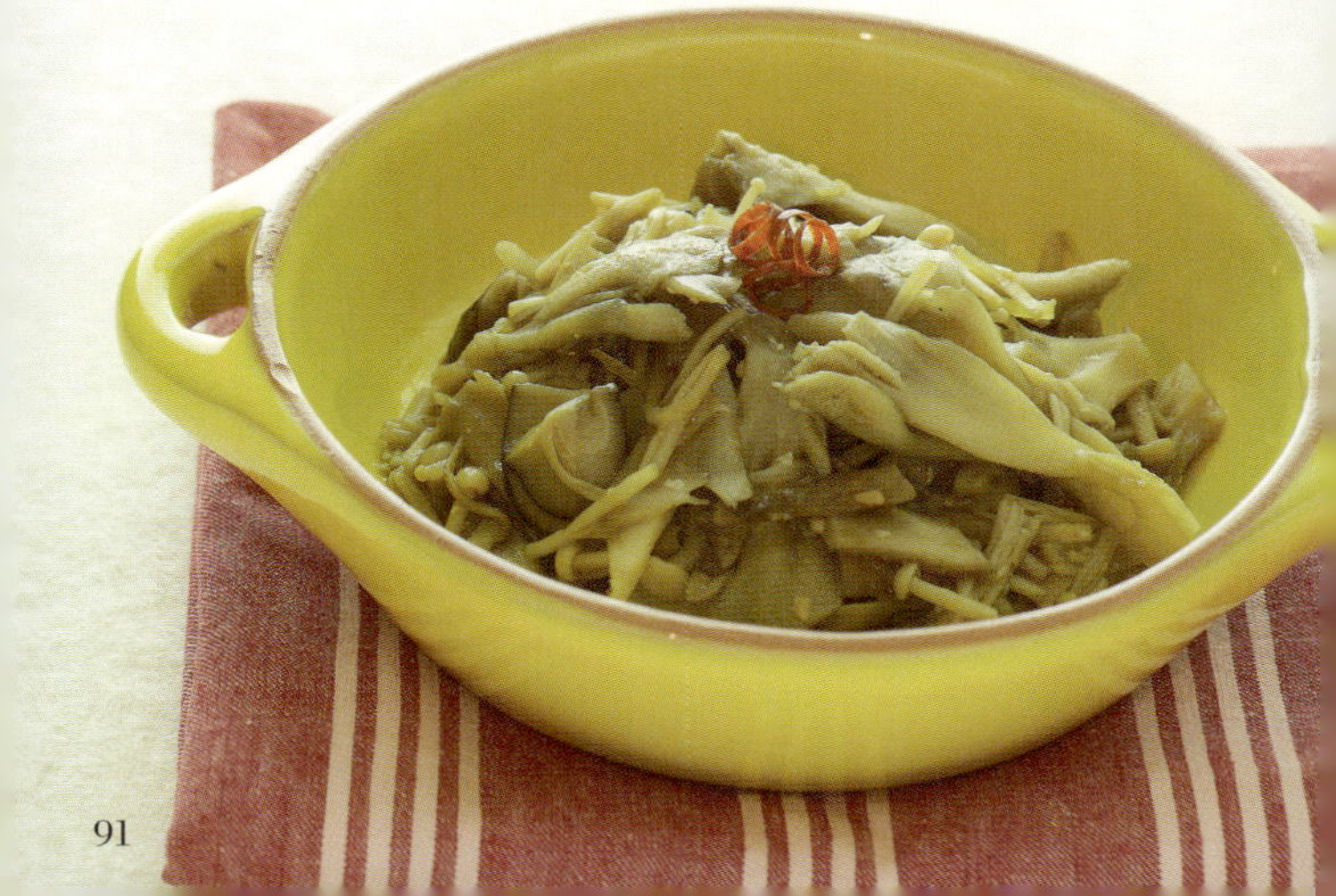

生活習慣病や冷えの改善に効果的

鮭《さけ》

白身魚ですが、身が赤いのは、エサとして食べる海藻の色素成分、アスタキサンチンを含んでいるため。アスタキサンチンの**強力な抗酸化作用が免疫力を高め、動脈硬化予防や、生活習慣病全般の予防と改善、肌の老化を防ぐ**作用などを期待できます。

免疫力UPのポイント！
動脈硬化を予防

免疫力UPのポイント！
抗酸化力

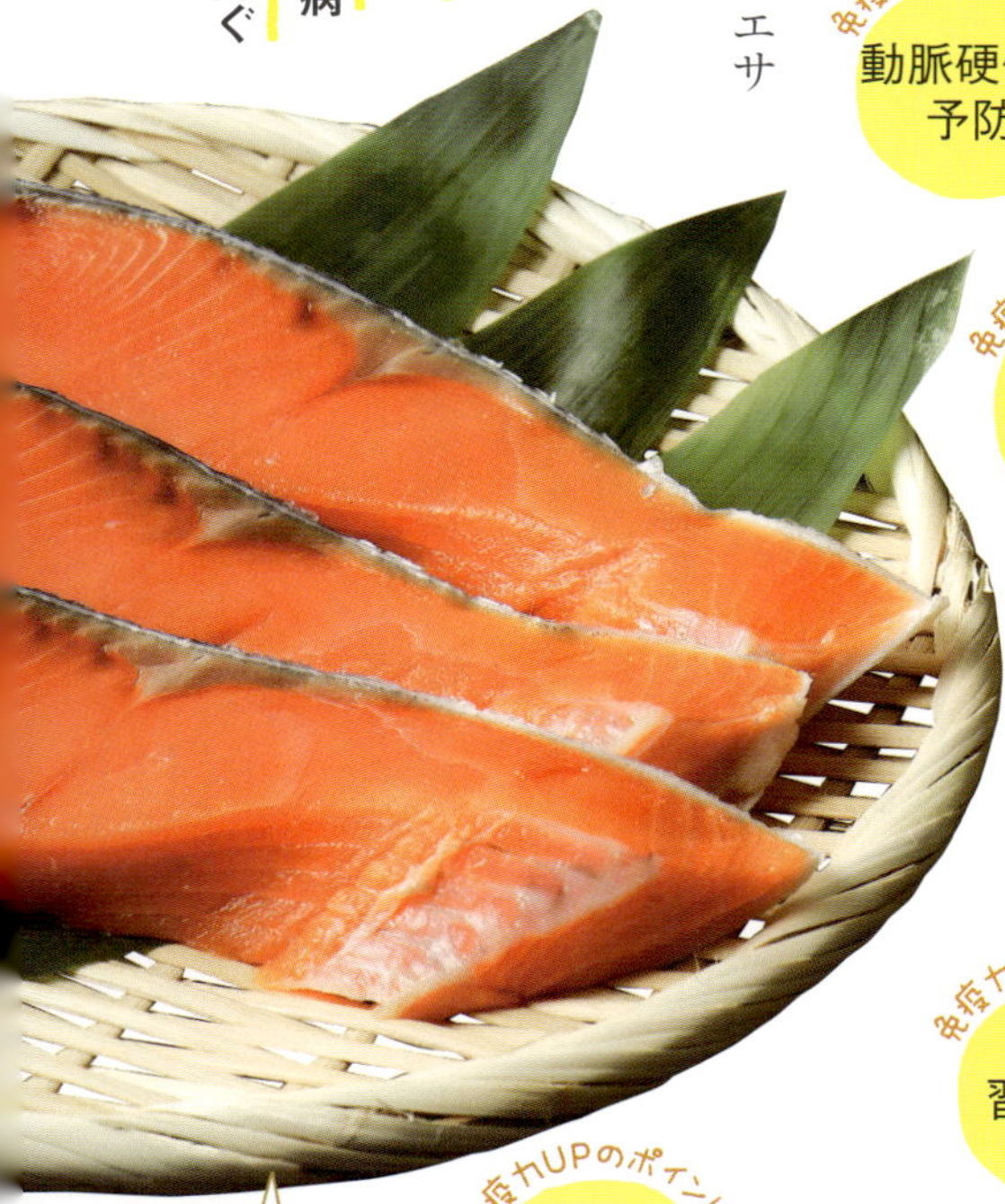

免疫力UPのポイント！
生活習慣病を予防

免疫力UPのポイント！
冷えを改善

免疫力UPのポイント！
胃腸の働きを高める

主な栄養成分
たんぱく質、ビタミンB_1、ビタミンB_2、ビタミンD、ビタミンE

また、たんぱく質、エネルギー代謝に使われるビタミンB群、免疫力アップやカルシウムの吸収に必要なビタミンD、血流をよくし、体を温めるビタミンE、血管や脳の健康に役立つDHA、EPAなど、豊富な栄養を含んでいます。

薬膳では、体を温める性質を持ち、とくに胃を温めて胃腸の働きを高めるとされます。健康な胃腸は栄養をしっかり吸収して体に行き渡らせるので、**滋養強壮や疲労回復、冷えの改善にも効果的**です。

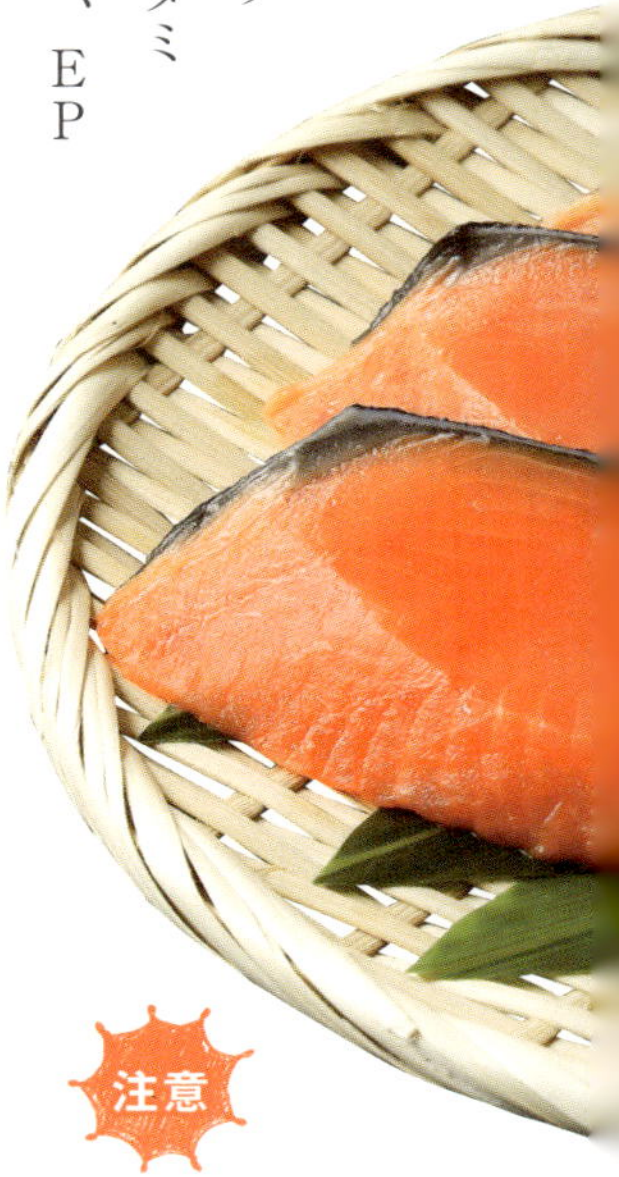

注目成分

アスタキサンチン

カロテノイドの仲間。植物性食品に含まれるカロテンとは異なり、ビタミンAには変換されない。抗酸化作用が高く、傷ついた細胞の修復、疲労回復、脳や目の健康維持に役立つといわれる。

薬膳の視点

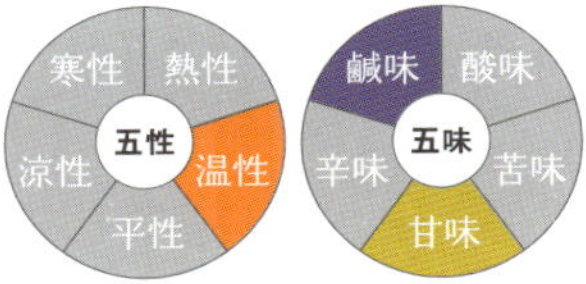

体を温めて冷えを改善。とくに胃腸を温めて、消化吸収機能を高めるので、滋養強壮によい。血行不良によるめまいの改善などにも役立つ。

注意

塩鮭は塩分が多いので、食べすぎに気をつける。

栄養学と薬膳の視点から見た

鮭の調理とおいしい食べ方のヒント

1 天然の秋鮭は、自然のエサだけで育った安心感がある。脂は少ないが、淡泊でどんな料理にもアレンジしやすい。粕《かす》漬け、みそ漬け、幽庵《ゆうあん》漬け、焼く、ソテー、白ワイン蒸し、フライ、身をほぐしてコロッケなど、いろいろ試したい。

2 皮に豊富に含まれるコラーゲンやビタミンB_2をとるには、汁物がよい。旬の野菜と一緒に粕汁にすると体がしっかり温まる。皮は別に焼いたり、揚げてもいい。

3 素揚げして、南蛮だれ（酢、しょうゆ、長ねぎまたは玉ねぎ）に漬けると、数日間保存のきく南蛮漬けができる。食べる際に野菜を加える。

このレシピのポイント

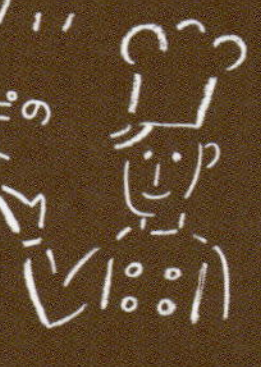

●鮭の抗酸化成分や温め作用に、野菜のビタミンや食物繊維、抗酸化成分が加わり、生活習慣病や冷えの改善効果がさらにアップ。●牛乳に、煮汁で溶いたバターと小麦粉を加えるだけの手軽なシチュー。少量のみそで味がまとまります。

絶品レシピ

かんたんにできて栄養満点！

鮭とたっぷり野菜のシチュー

材 料 2〜3人分

生鮭…小さめ３切れ（流水でさっと洗い、水気をふく）
里いも…４個（280g）
にんじん…½本（100g）
ブロッコリー…240gほど
長ねぎ…⅔本
コンソメ（顆粒）…小さじ½
酒…大さじ１
牛乳…300mℓ
バター…10g
小麦粉…大さじ１
みそ…大さじ１
七味とうがらし…少々

作り方

1 鮭は２〜３cm幅に切り、酒大さじ２と塩少々（分量外）をふる。里いも、にんじん、ブロッコリーの小房と軸を、それぞれ食べやすい大きさに、長ねぎは１cm幅に切る。

2 鍋に里いも、にんじん、水400mℓを入れて火にかけ、沸騰したらコンソメ、酒を入れる。里いもがやわらかくなったらブロッコリーの軸、房の順に入れて煮る。

3 牛乳を入れ、沸いてきたら1の鮭と長ねぎを入れる。バターを小麦粉と混ぜ、おたま半分ほどの煮汁で溶いて入れる。

4 みそを溶き入れて味をととのえ、とろみがつくまで１〜２分煮る。器に盛り、好みで七味とうがらしをふる。

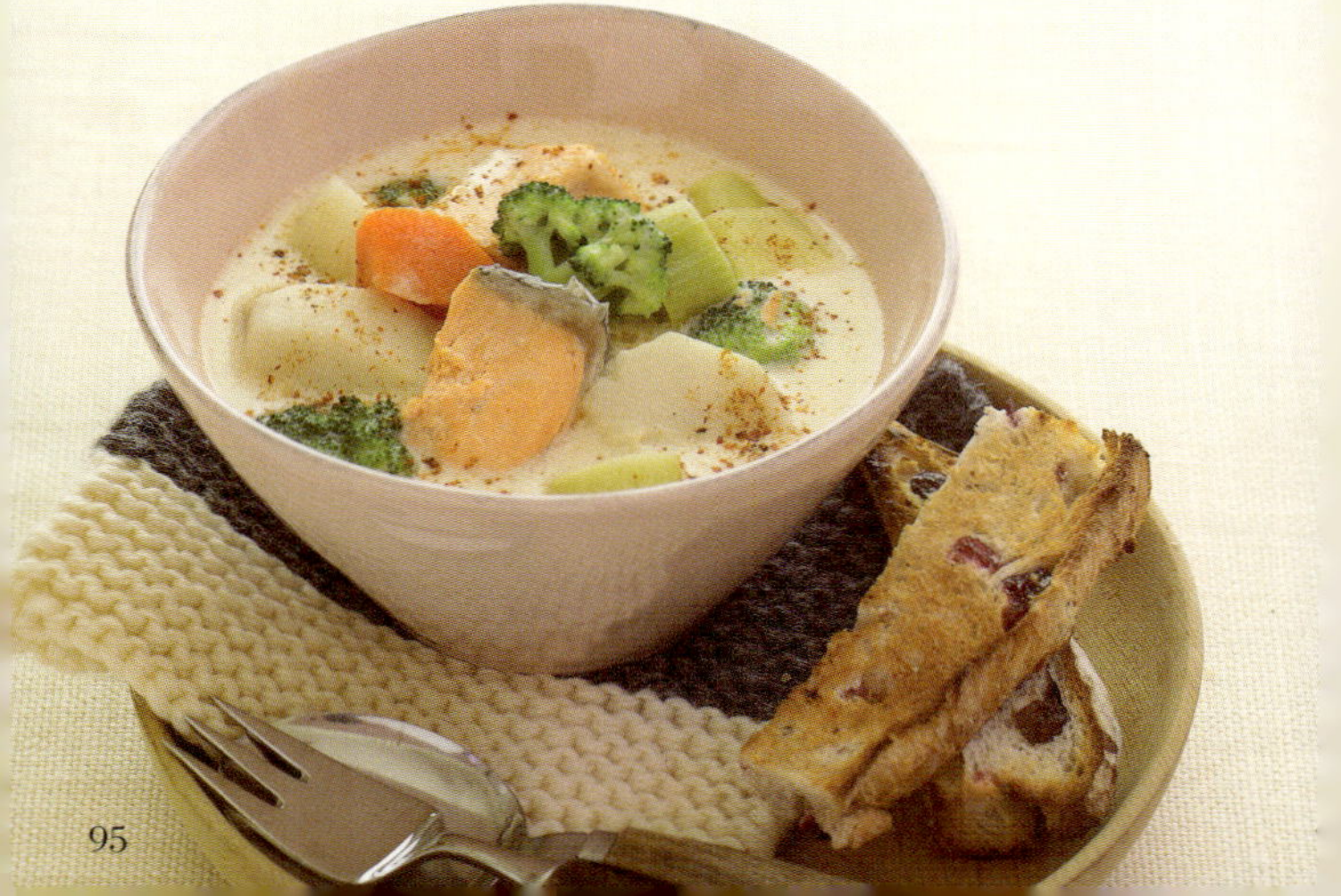

骨粗しょう症予防や血流改善に

チンゲン菜

免疫力UPのポイント!

血流を改善

免疫力UPのポイント!

骨粗しょう症を予防

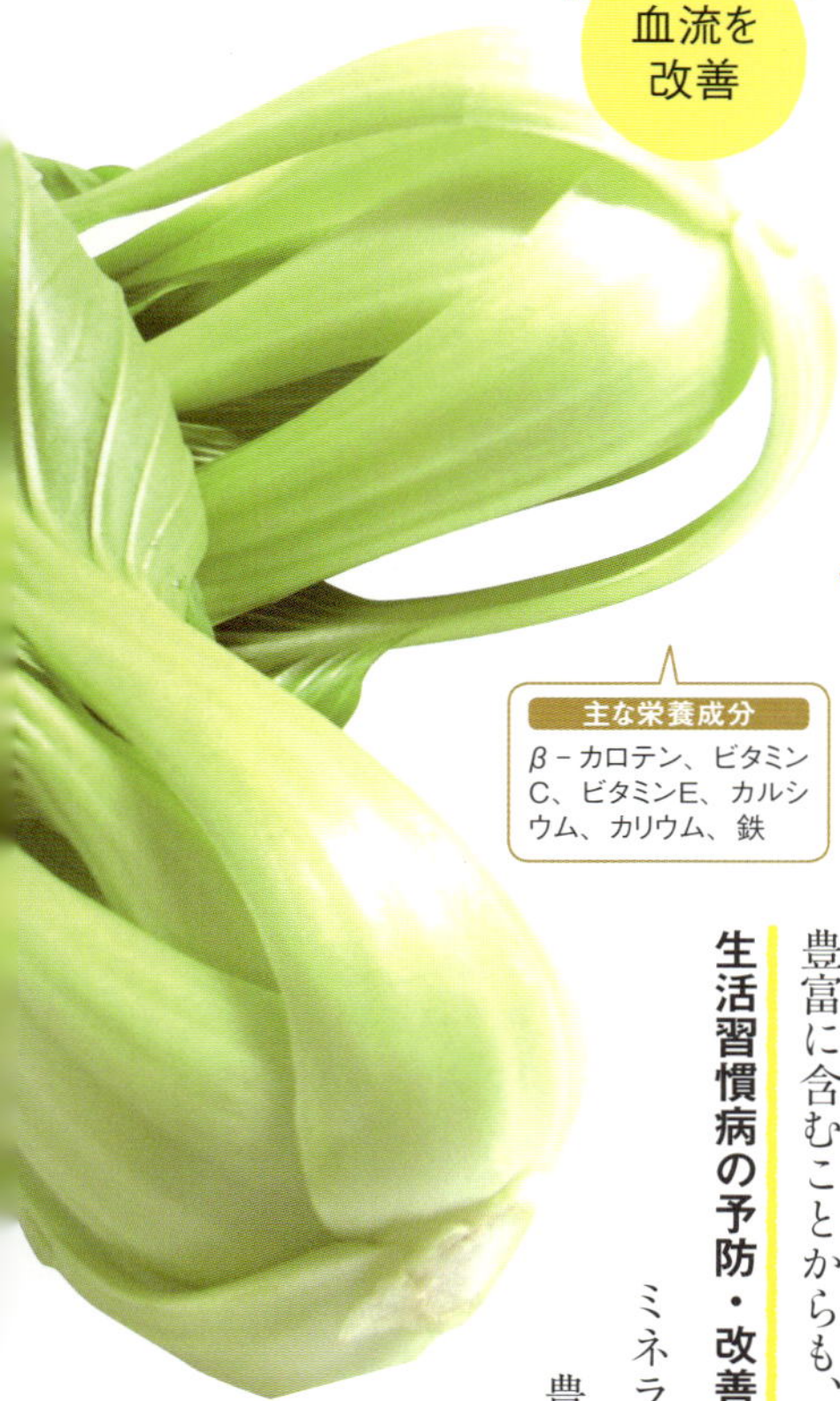

主な栄養成分

β－カロテン、ビタミンC、ビタミンE、カルシウム、カリウム、鉄

日本にすっかり定着した、アブラナ科の中国野菜。アブラナ科の野菜は、がん予防の効果を期待できます。また、強力な抗酸化作用を持つ3つのビタミン、β《ベータ》－カロテン（体内でビタミンAに変わる）、ビタミンC、ビタミンEを豊富に含むことからも、**がん予防や、感染症の予防、生活習慣病の予防・改善**効果を期待できます。

ミネラルではカルシウムをとくに豊富に含み、カリウム、鉄も多く含むため、**骨粗しょう症予防、イライラやストレスの緩和、高血圧の改善、貧血の予防**などにも役立ちます。

免疫力UPのポイント!
生活習慣病を予防

免疫力UPのポイント!
がん予防

免疫力UPのポイント!
ストレスを緩和

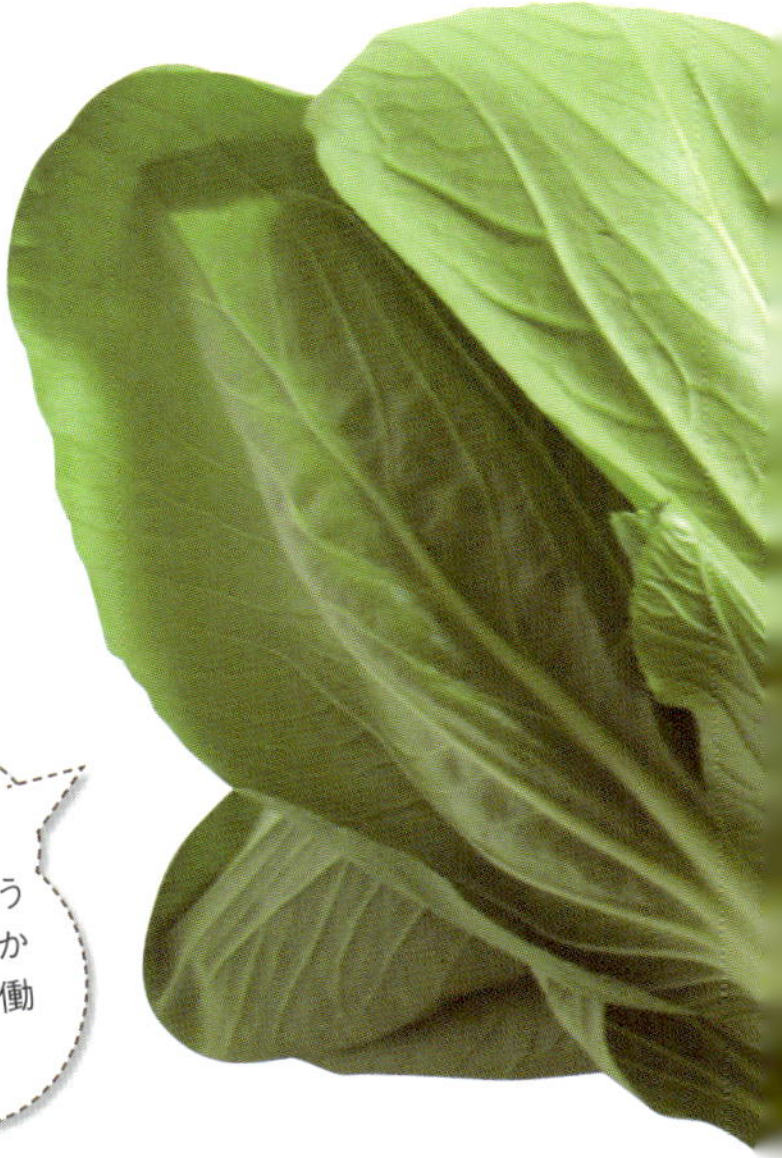

薬膳では、体にこもった熱を取り、**「血」のめぐりをよくする**とされます。「血」が滞ってドロドロになる「瘀血《おけつ》」を改善するほか、熱による痛みや赤みをやわらげる働きもあります。

注目成分

カルシウム
骨や歯を丈夫にし、骨粗しょう症などを防ぐほか、筋肉を動かす、神経を安定させるなどの働きがある。

注意
薬膳でチンゲン菜は酢・にんにくと相性が悪いとされる。

薬膳の視点

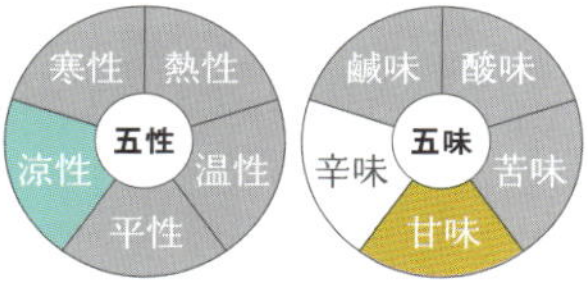

体にこもった熱を取り、「血」のめぐりをよくして血液を健康にする。血液はもともと「陰」性質なので、熱を持ちすぎると不調を起こす。

栄養学と薬膳の視点から見た

チンゲン菜の

調理とおいしい食べ方のヒント

1 アクがないので、下ゆでせずに炒められ、スープにもそのまま入れられて使い勝手がよい。

2 油炒めなどのほか、ゆでるときも油をたらすと、β－カロテンの吸収がよくなり、見た目も鮮やかに仕上がる。先に茎を湯に入れ、あとから葉を入れると、どちらも歯ごたえを残して同じかたさに仕上げられる。

3 長ねぎや玉ねぎと一緒に炒めると、「気」のめぐりがよくなる。

4 きくらげと組み合わせると、「血」をめぐらせる作用が高まる。炒め物やスープによく合う。

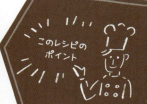

このレシピのポイント

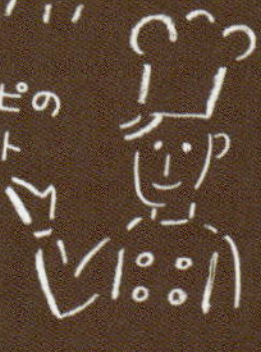

●さば缶の缶汁をだしとして使うクイックスープ。さばにもチンゲン菜にも血流を促す作用があります。●カレー粉で風味がよくなるとともに、カレー粉に含まれるターメリック（うこん）が肝機能アップに役立ちます。

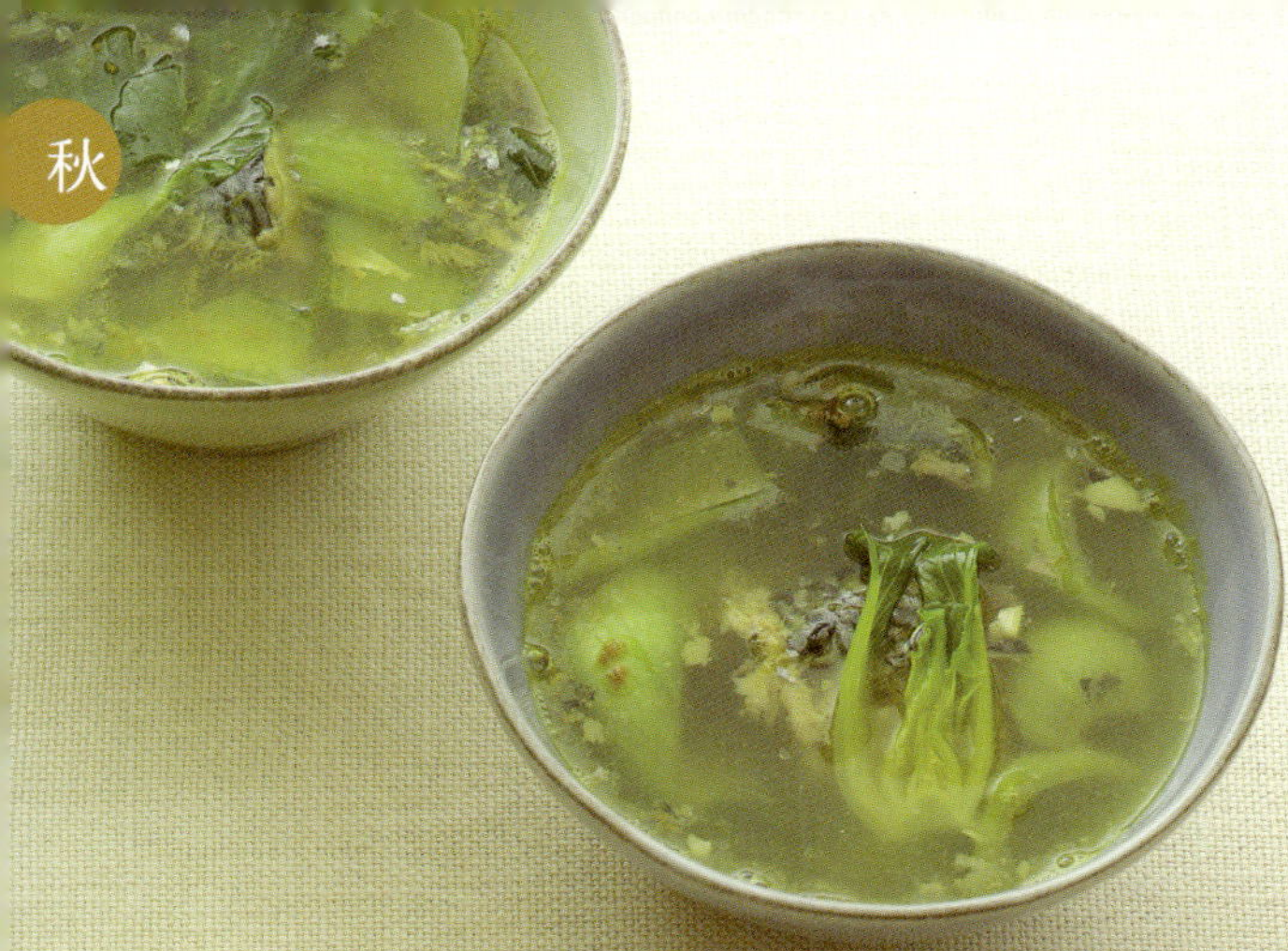

絶品レシピ

血流を促す作用が抜群！

チンゲン菜とさば缶のカレー風味スープ

材 料 2人分

チンゲン菜…１株
さば缶（水煮）…１缶
酒…50mℓ
カレー粉…大さじ½
塩、こしょう…各少々

作り方

1 チンゲン菜は、大きな葉は１枚ずつ取り、根元の汚れを洗い、葉と軸の部分を分けて食べやすく切る。内側の小さい葉は２～３等分に切る。
2 鍋にさば缶の缶汁、酒40mℓ、水500mℓを入れて火にかける。残した酒はさばにかけておく。
3 沸騰したらチンゲン菜の軸を入れ、少し煮えたら、さばの身を大きくほぐして入れ、カレー粉を煮汁で溶いて加える。チンゲン菜の葉を入れてひと煮して、塩、こしょうで味をととのえる。

胃をいたわりながら滋養強壮

やまいも

長芋、大和芋、自然薯《じねんじょ》などの種類があります。深い地中の「気」を吸って育つやまいもは、中国では「山薬《さんやく》」と呼ばれ、滋養強壮の生薬として用いられています。

栄養成分では、ビタミンC、ビタミンB群、カリウムなどのミネラル、食物繊維がバランスよく含まれています。また、消化酵素のジアスターゼを豊富に含むため、消化がよく、**胃に負担をかけずに、すぐれた滋養をとれます。**

免疫力UPのポイント！
胃腸をいたわる

免疫力UPのポイント！
滋養強壮

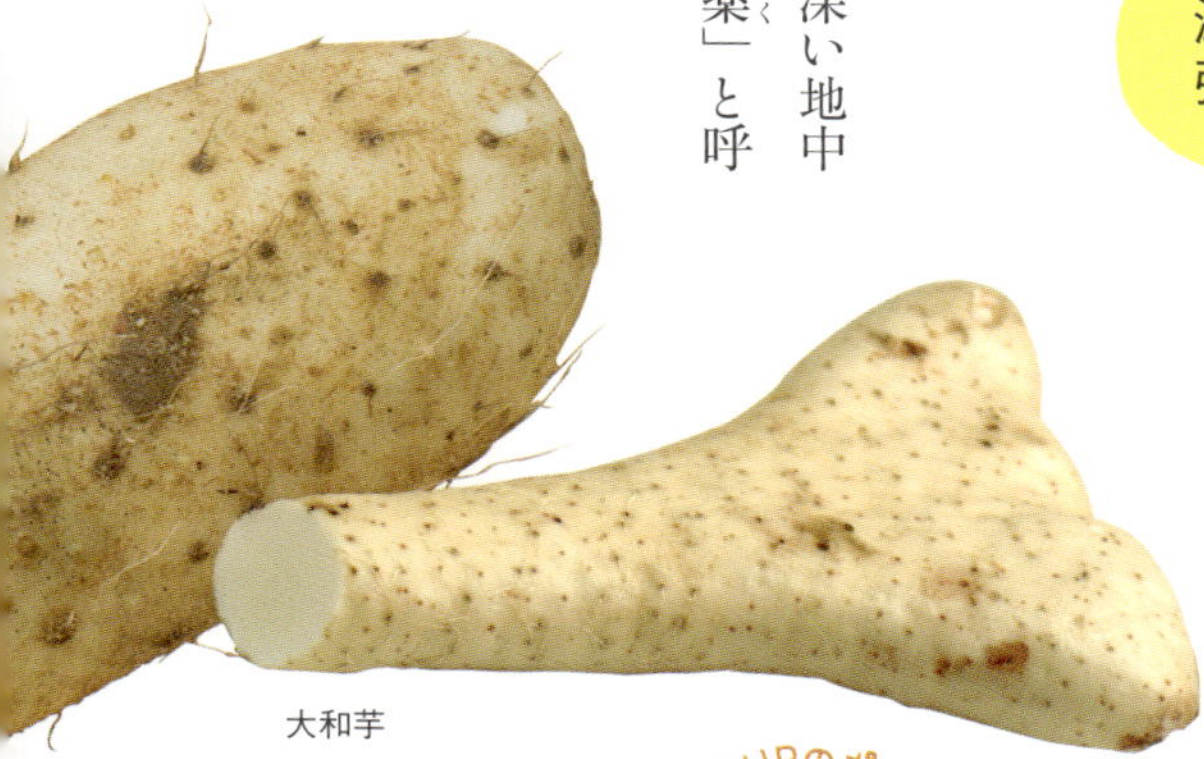

大和芋

主な栄養成分
ビタミンB_1、ビタミンC、カリウム、食物繊維

免疫力UPのポイント！
老化防止

免疫力UPのポイント！
血糖値の急上昇を抑える

独特の粘り成分は、糖たんぱく質です。薬膳では昔から、**糖尿病の人の体質改善によい**とされてきましたが、糖たんぱく質が小腸での糖の吸収をゆるやかにして、血糖値の急上昇を抑えることと関係していると考えられます。肺、消化器の機能を高めるとともに、「腎気」（生命エネルギー）を補って免疫力や気力を高め、老化防止にも働くとされます。

注意

手がかゆくなる成分を含むので、かゆくなりやすい人は皮ごと酢水につけておき、手も酢水で洗うとよい。

注目成分

糖たんぱく質（粘り成分）

水溶性食物繊維（多糖類）のガラクタンやマンナンと、たんぱく質が結びついた糖たんぱく質。胃粘膜の保護、血糖値の急上昇を抑える、コレステロールを排出するなどの作用があるといわれる。

薬膳の視点

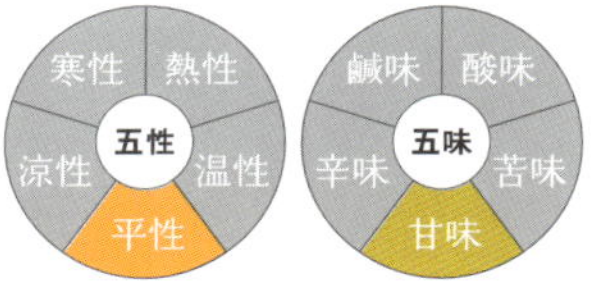

肺や胃腸を潤し、働きを助けるため、慢性の咳や、下痢、消化不良などによい。また、免疫力の要である「腎」の機能を高め、老化を防ぐとされる。

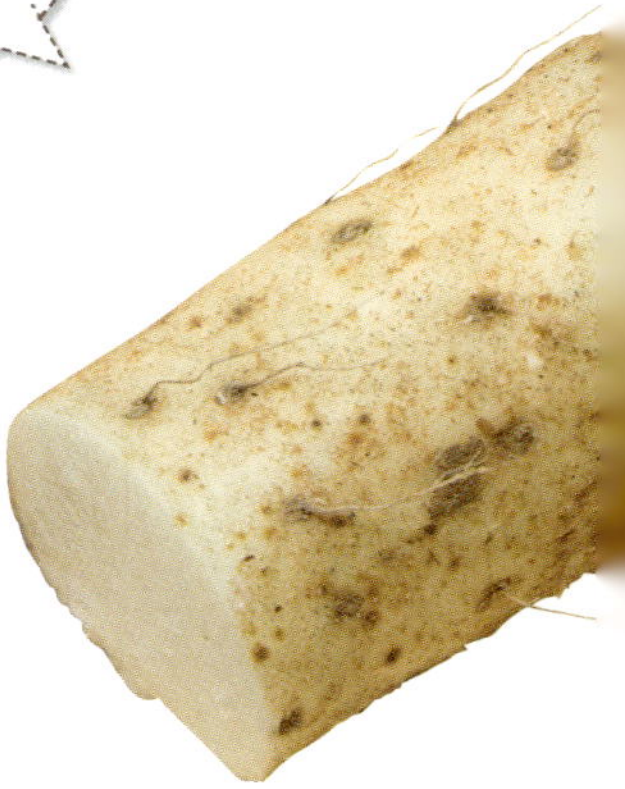
長芋

栄養学と薬膳の視点から見た

やまいもの調理とおいしい食べ方のヒント

1

粘り気の少ない長芋、粘り気が強い大和芋、薬効が高くアクも強い自然薯《じねんじょ》などの種類があるので、それぞれに合った調理をしたい。たとえばスープに入れるなら、長芋はふわっと表面に散らし、大和芋は団子にして入れるのがおすすめ。自然薯は酢水につけながらするとアクが取れ、変色も防げる。

2

やまいものつるの葉のつけ根にできる「むかご」も秋が旬。本体とほぼ同じ栄養素を持ち、生命力が強い。塩をふって蒸したり、ほかの野菜と一緒にかき揚げにするとホクホクしておいしくいただける。

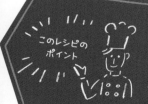

このレシピのポイント

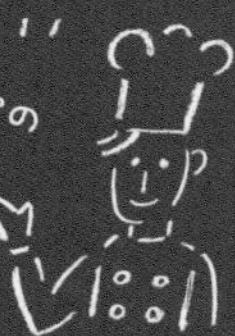

●長芋にも牡蠣《かき》にも、加齢とともに衰える「腎気」を補う作用があるので、滋養強壮や老化防止にすぐれています。●牡蠣の味が濃いと感じる人は、下ゆでしてから入れるとよいでしょう。

絶品レシピ

滋養強壮作用をさらにアップ！

長芋と牡蠣のおかゆ

材 料 2〜3人分

長芋…60g
生牡蠣…８個
米…½ 合
しょうが（すりおろす）
…小さじ１
万能ねぎ
…大さじ１（小口切りにする）
鶏がらスープの素…小さじ１
酒…大さじ１
塩…小さじ ⅓
ごま油…小さじ２

作り方

1 研いだ米を土鍋に入れ、水４合を入れてつけておく。
2 長芋は皮をむき、酢水（分量外）につけてから７〜８mm角に切る。
3 生牡蠣は塩（分量外）でもんで汚れを取り、流水で洗って水気をきり、酒大さじ２（分量外）をふりかけておく。
4 1を火にかけ、沸騰したら鍋底をかき混ぜ、鶏がらスープ、酒、2を加えてひと混ぜし、弱めの中火で30分ほど煮る。
5 米がくずれて花が咲いたようになったら、3、しょうがを加えて数分煮る（水分が足りない場合は、適宜湯を加えて加減）。塩を入れて味をととのえ､火を止める。器によそい、ごま油を回しかけ、万能ねぎを添える。

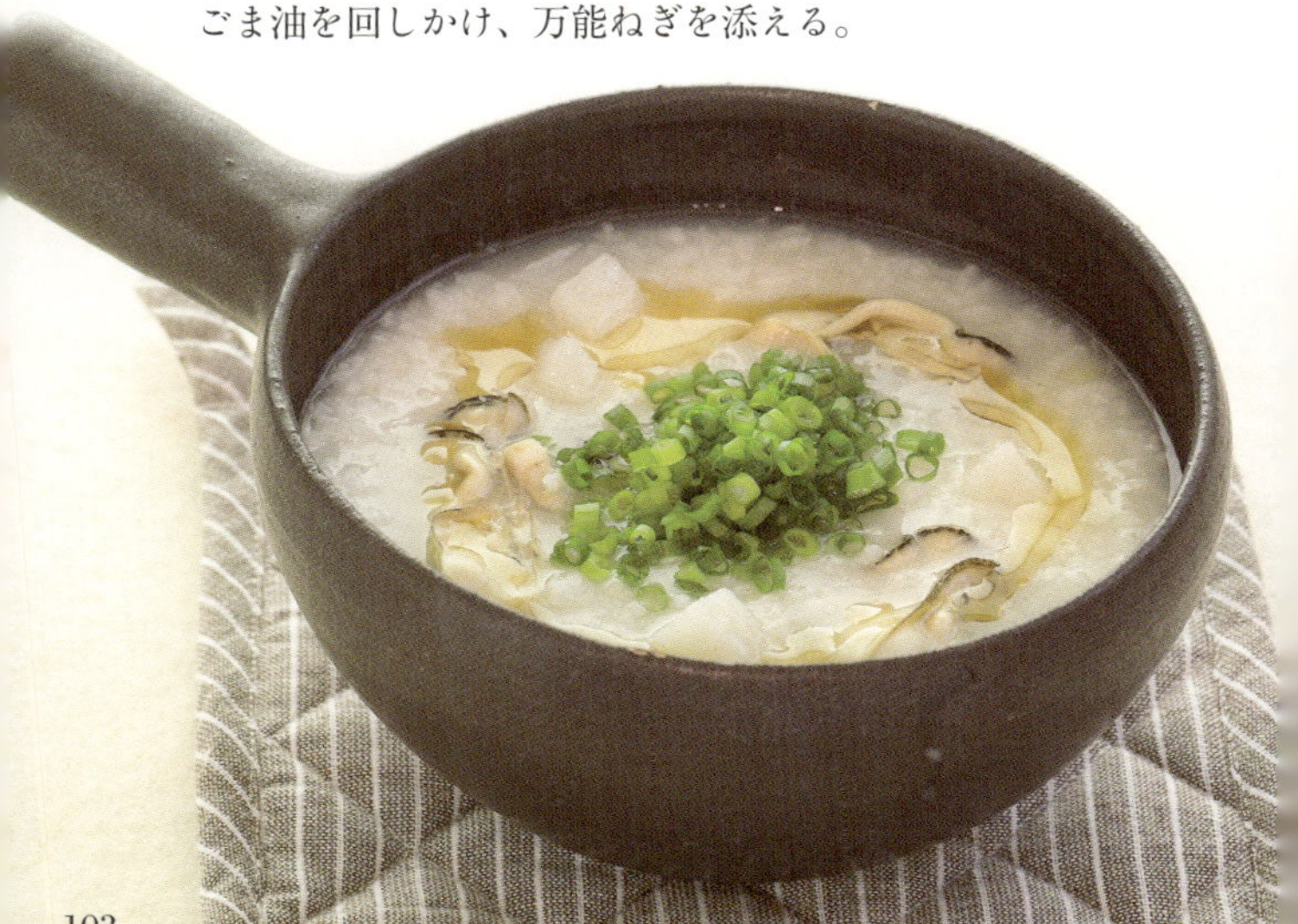

梨《なし》

熱を取り、咳をしずめる

肌を潤す作用もあり、白きくらげと一緒に煮れば、さらに潤い効果が高まります。

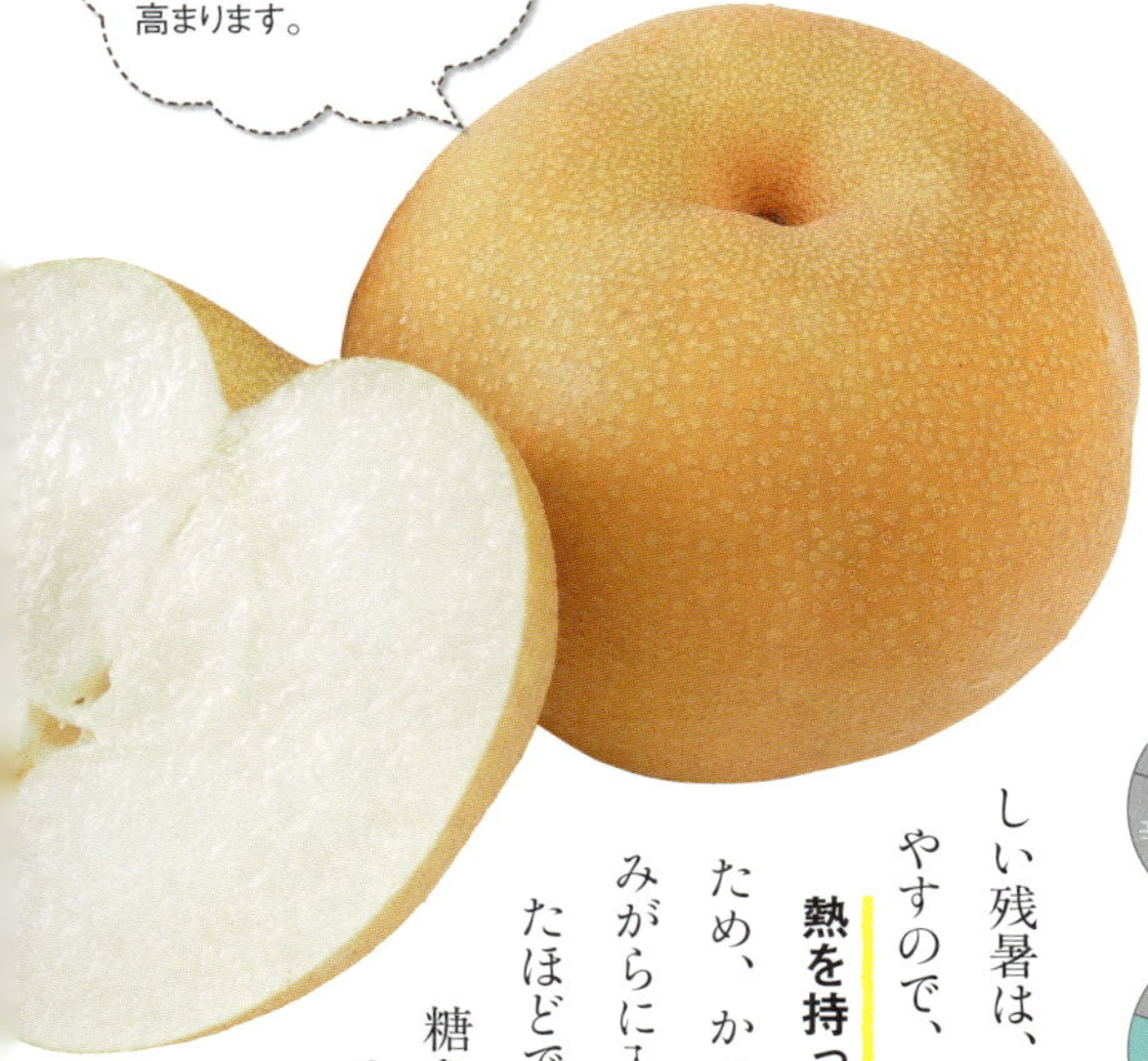

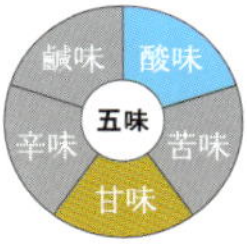

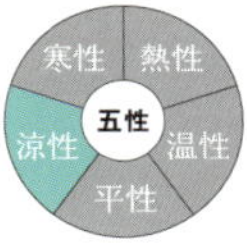

夏の終わりから旬を迎える梨は、薬膳的にみると、肺を潤し、体にこもった熱を取る働きがあります。厳しい残暑は、梨で乗り切りましょう。ただしおなかを冷やすので、おなかが弱い人にはすすめられません。

熱を持った空咳や喉の痛みをやわらげる働きもあるため、かつては、冬に熱を出したときのために、もみがらに入れて土蔵などの冷暗所で梨を保存しておいたほどです。梨を半分に切り、種をくり抜いて氷砂糖をのせ、30分ほど蒸して食べると、咳がしずまることがあります。冷え症の人は、蒸したあとはちみつをかけるか、シナモンと一緒に煮るとよいでしょう。

秋

冬に向けて力をたくわえる

栗《くり》

　秋から冬にかけては、徐々に体を温める性質のくだものが増えてきます。栗は、温める性質を持ち、糖質も多く含んでいるので、**冬の寒さに対する抵抗力をつけるのに最適**のくだものです。

　また、薬膳では、生命を養うとされる「腎」の機能を高めて、老化を防止するとされています。それとともに、甘味が胃腸の働きを助けて、栄養を全身にめぐらせるので、体力が増進され、とくに足腰を強化するといわれます。

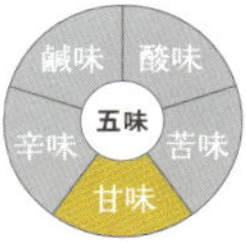

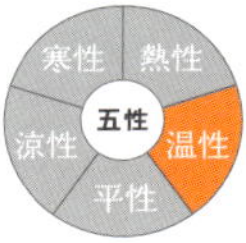

渋皮には、抗酸化作用のあるタンニンが含まれるので、少し手間はかかりますが、渋皮煮もおすすめ。

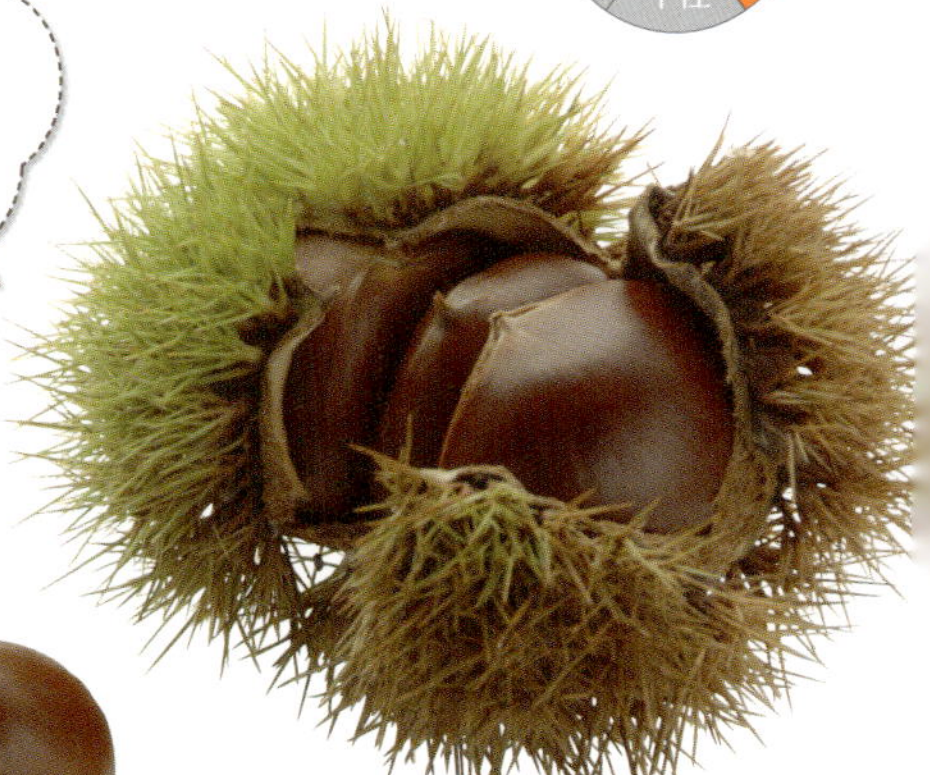

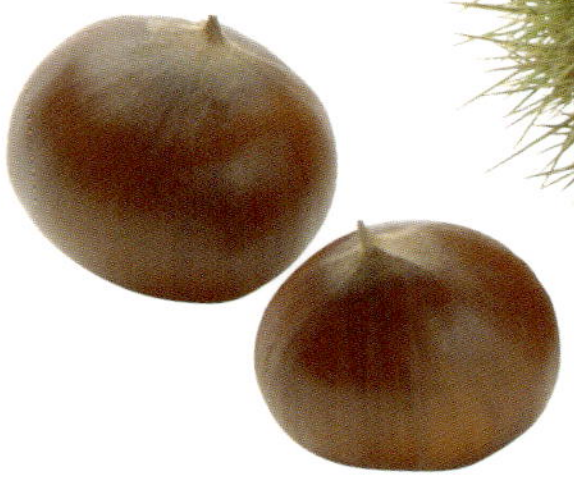

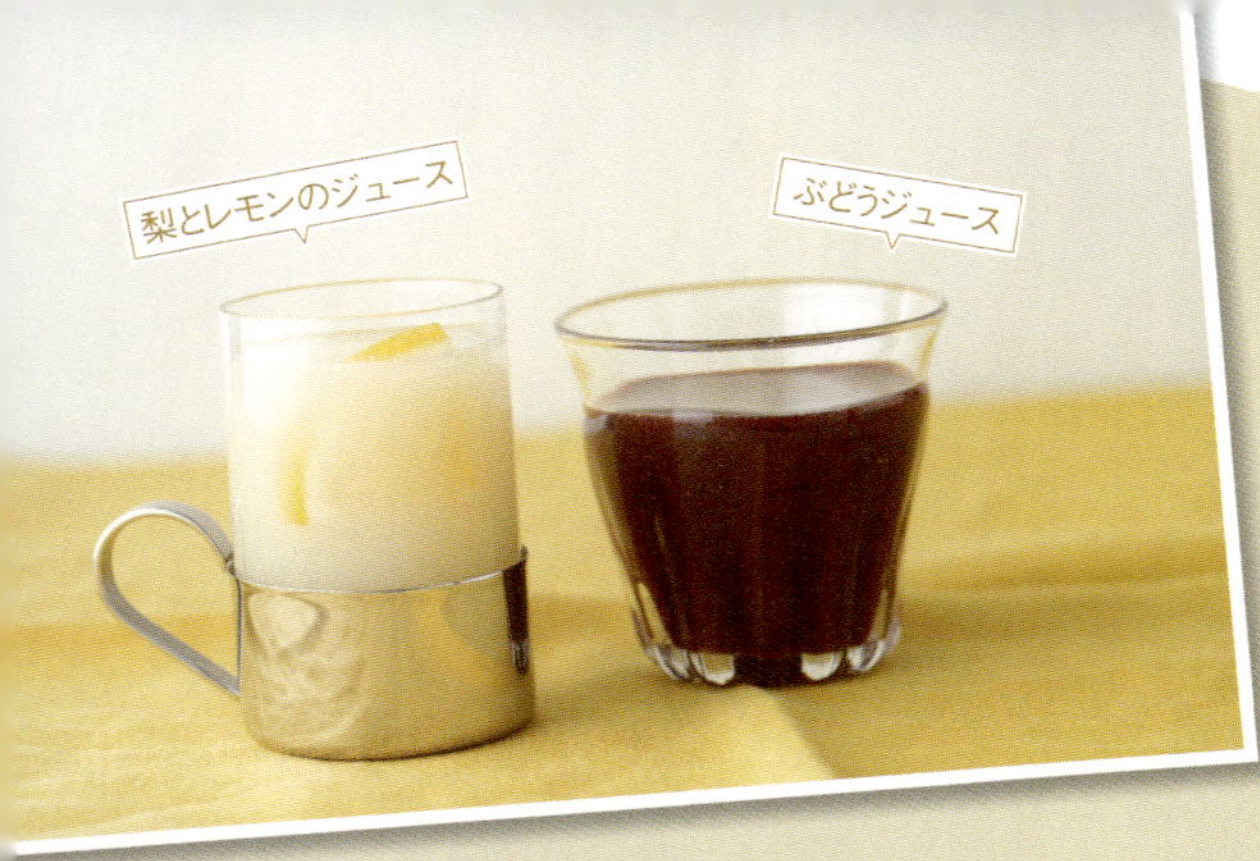

秋に遅れてやってくる“夏の疲労”は くだものの甘味、酸味ですっきり回復！

秋に実るくだもので、夏のあいだにたまった疲労を取り除き、健康を回復しましょう。また、秋は次第に空気が乾燥してくるので、“潤す”ことも大切です。

梨とレモンのジュースは、梨が喉や肺を潤して風邪を予防し、レモンの酸味が疲労回復を助けます。**ぶどうジュース**は、ぶどうの糖質がエネルギーになり、薬膳的には甘味が「気」を補って、夏の疲れを癒してくれます。ぶどうジュースにもレモン汁を少し加えると味がさっぱりし、疲労回復効果も高まります。

梨 （→ P104）

ぶどう

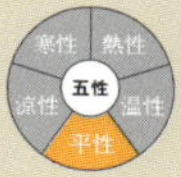

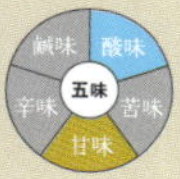

レモン

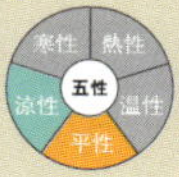

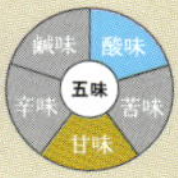

ドリンクレシピ

梨とレモンのジュース、ぶどうジュースの作り方（各1杯分）

- 梨（150g）を適当な大きさに切り、レモン汁大さじ1、水50㎖を加えてミキサーにかけ、グラスに注いでレモンを1切れ添える。
- ぶどう（200g）、レモン汁大さじ1、水50㎖をミキサーにかける。

冬

Winter

の免疫力アップ
食材&料理

冬、

体を温めて、潤して、血のめぐりをよくしましょう

厳しくなる寒さとともに、乾燥がさらに増していきます。食べ物で体を内側から温め、潤していきましょう。

冬野菜のにら、ねぎや、しょうがには抜群の温め作用があります。ただし、これらには発汗作用もあり、体内の水分を減らすため、とりすぎないことが大切です。

えび、鮭なども体を温めます。えびは、さまざまな種類のものが一年を通してよく食べられますが、冬は芝えび、ぼたんえびが旬の時季です。くだものでは、みかんが体を温めます。

さらに、冷えをしっかり防ぐには、温める食材と〝めぐりをよくする食材〟を組み

合わせると効果的です。玉ねぎ、チンゲン菜、酢などが血のめぐりをよくします。また、みかん、ゆず、きんかんなど冬のくだものは、さわやかな香りが「気」（生命を維持し、活動させるエネルギー）をめぐらせて、血のめぐりを助け、代謝を高めます。

お節料理でおなじみのゆり根や、白きくらげ、白ごま、はちみつなどは、体を潤す食材です。甘味や酸味も、体に潤いを生じさせます。ゆず、きんかんなどをはちみつ漬けにして、毎日とるのもよいでしょう。肺を潤すことが風邪予防になるほか、ゆず、きんかんには咳をしずめる作用もあります。水分を減らさないように、コーヒー、紅茶など利尿作用の高い飲み物はとりすぎないように注意しましょう。緑茶は体を冷やすので、その意味でも冬は控えめにします。

冬はとくに、食べ物だけでなく、軽い運動をすることも心がけてください。体を動かさずにいると、血のめぐりが悪くなり、代謝機能も低下してしまって、せっかくの栄養も全身へ届けることができません。体を動かして、血液と栄養を体のすみずみに行き渡らせれば、寒さへの抵抗力がつき、しぜんに免疫力がアップします。

総合的に免疫力を上げ、老化を防止
ブロッコリー

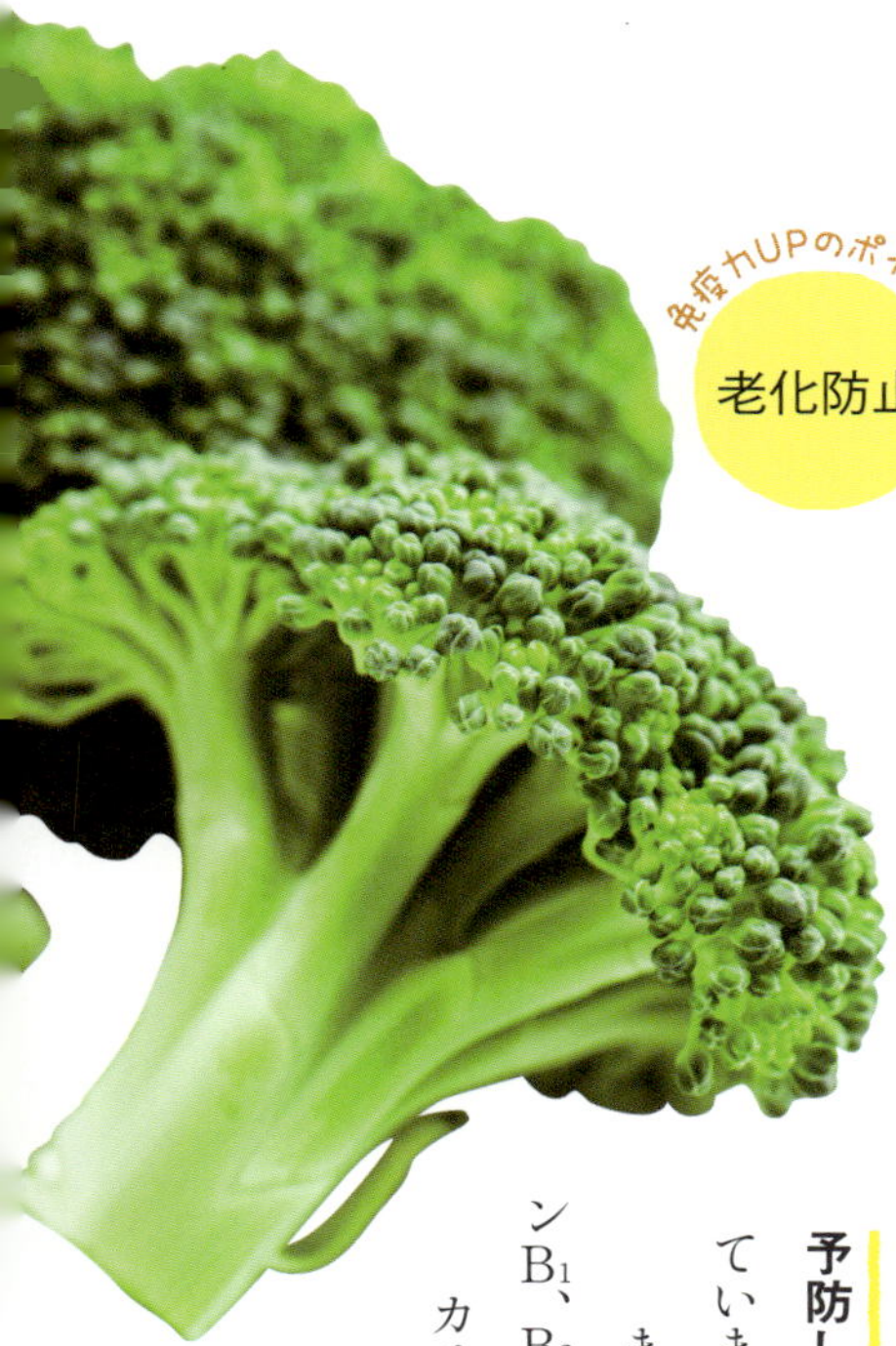

免疫力UPのポイント！
老化防止

免疫力UPのポイント！
がん予防

抗がん作用が注目されるアブラナ科の野菜で、その特徴成分であるイソチオシアネートの一つの、スルフォラファンを豊富に含んでいます。β《ベータ》-カロテンとビタミンCも豊富です。これらはすべて強力な抗酸化作用があり、**がん、生活習慣病や、風邪などの感染症を予防し、総合的に免疫力を高める働き**にすぐれています。

また、エネルギー代謝に欠かせないビタミンB_1、B_2や、胃潰瘍を予防するビタミンUを含み、カリウム、カルシウム、鉄などのミネラルも多く、栄養価の高さが秀逸です。

薬膳では、免疫力の要である「腎」の機能を高める作用や、胃腸の働きを整える作用があるとされます。「腎」は老化と深くかかわるため、**腎機能を高めることは老化の予防**になります。

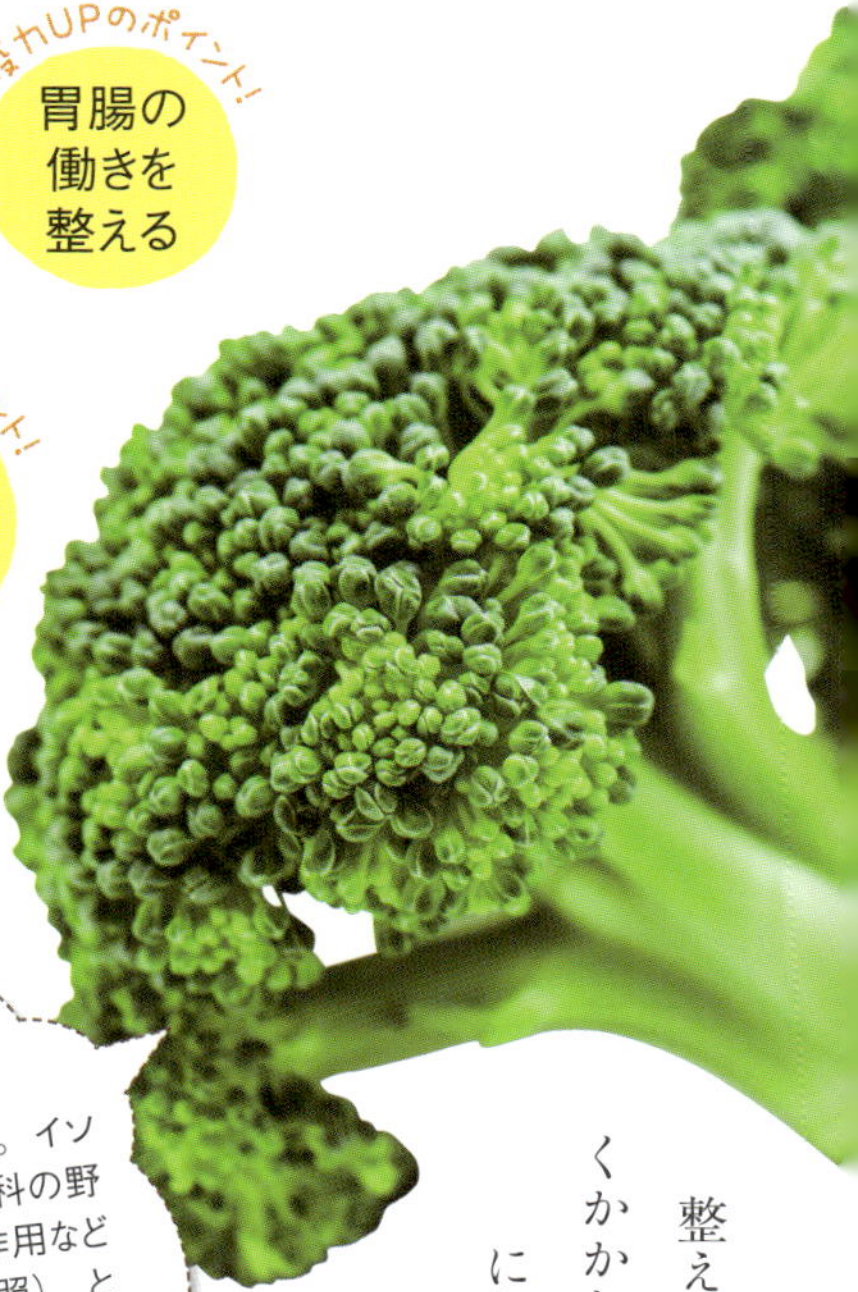

免疫力UPのポイント！
生活習慣病を予防

免疫力UPのポイント！
胃腸の働きを整える

免疫力UPのポイント！
抗酸化力

主な栄養成分

β−カロテン、ビタミンC、ビタミンB_1、ビタミンB_2、カリウム、カルシウム、鉄

注目成分

スルフォラファン

イソチオシアネートの一つ。イソチオシアネートはアブラナ科の野菜に多く含まれ、抗がん作用などが期待されるが（P14参照）、とくにスルフォラファンは、発がん物質を無毒化する働きがあるとされている。

薬膳の視点

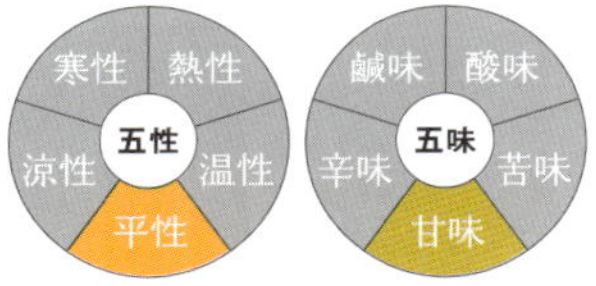

生命を養う臓器といわれる「腎」の機能を高め、虚弱体質を改善したり、老化を抑制する。胃腸の働きを整える作用もある。

栄養学と
薬膳の視点
から見た

ブロッコリーの調理とおいしい食べ方のヒント

1 一年を通して手に入るが、冬に旬を迎える新鮮な国産ものが、最も免疫力を高めてくれる。新鮮なものはつぼみがかたくしまり、緑が濃い。

2 長時間ゆでるとビタミンCが流出するので、胃が弱くなければ、短時間でかためにゆでるとよい。胃が弱い人は、やわらかく煮て汁ごととるのがおすすめ。じゃがいもと一緒に煮れば、とろみがついて食べやすくなる。

3 油を使って調理すると、β-カロテンの吸収がよくなり、見た目もつややかに仕上がる。ほかの野菜やきのこ、にんにくなどと一緒に炒めると、免疫力アップの効果がさらに高まる。

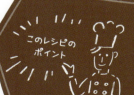

このレシピのポイント

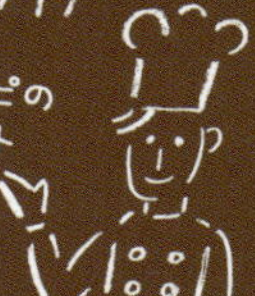

●豚肉の疲労回復作用、長ねぎの体を温める作用や動脈硬化の予防作用、ごまの老化防止作用などが加わった、健康アップ効果の高い一品。●糖質を控えたい人はブロッコリーを増やし、ご飯を減らしてもいいでしょう。

冬

絶品レシピ

胃にやさしく栄養たっぷり！

ブロッコリー・チャーハン

材料 2人分

ご飯…300g（温める）
ブロッコリー…100g
（細かく刻む）
長ねぎ…40g
（みじん切りにする）
豚ひき肉…100g
卵…２個
酒…大さじ１（豚ひき肉用）
大さじ½（卵用）
オリーブ油…大さじ２
すりごま…大さじ２
塩、こしょう…適宜
しょうゆ…小さじ１
ごま油…小さじ１

作り方

1 豚ひき肉に酒をかけ、菜ばしで練らないようになじませる。
2 卵は割りほぐして酒、塩少々を加えて混ぜる。
3 中華鍋を温めてオリーブ油半量を入れ、長ねぎを炒める。香りが出たら1を加えてパラパラになるように炒め、色が変わったらすりごま、ブロッコリーを加えて炒める。塩、こしょうを軽くふって皿に取り出す。
4 同じ中華鍋に残りのオリーブ油を温め、2を回し入れる。卵が半熟状になったらご飯を加えて刻むように混ぜる。
5 3を鍋に戻して混ぜ、軽く塩、こしょうをふり、しょうゆ、ごま油を鍋肌から入れてさっと大きく混ぜわせる。

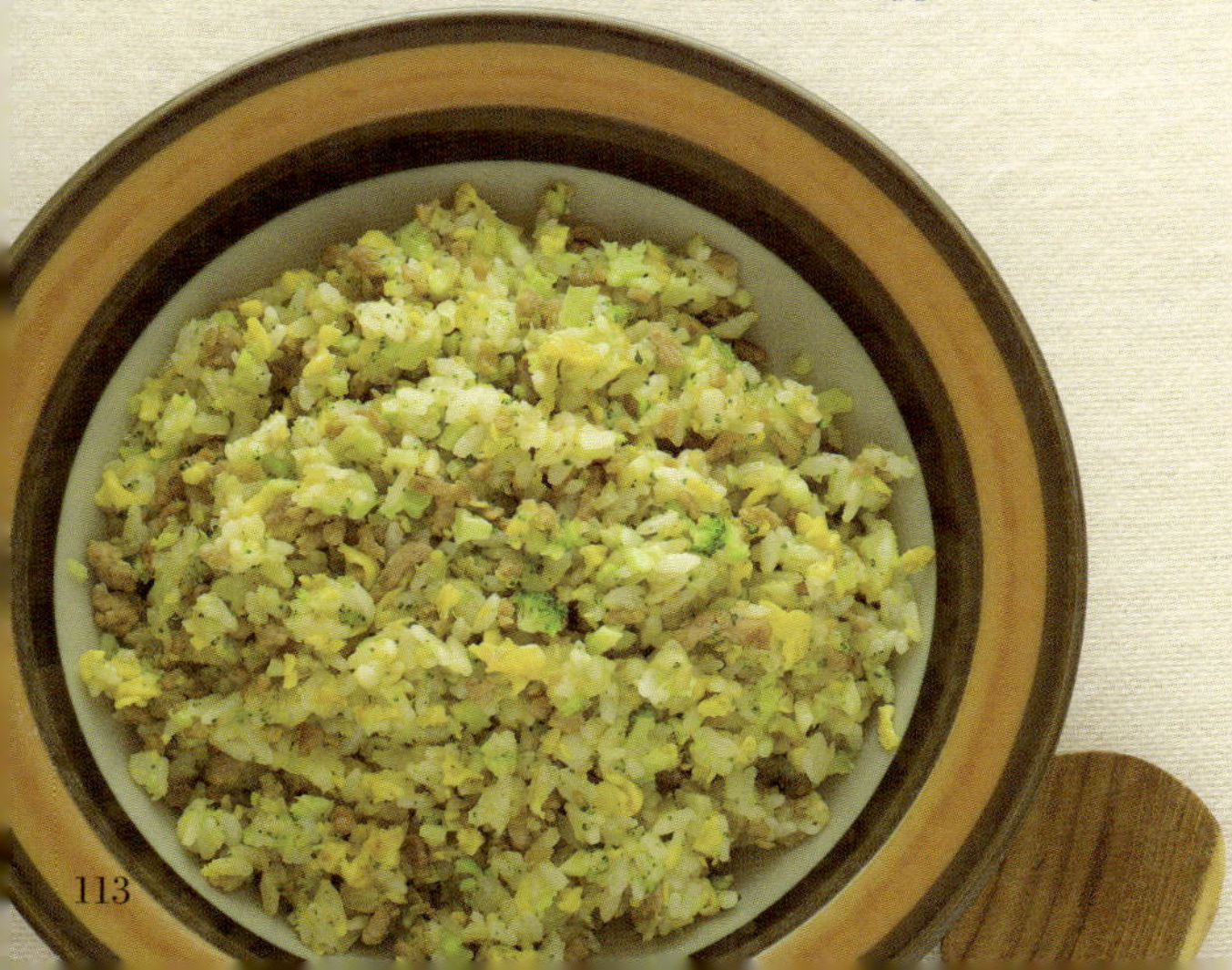

粘膜を強化してウイルスの侵入を防ぐ

にんじん

β《ベータ》ーカロテンの含有量の多さを誇る野菜です。βーカロテンは体内でビタミンAに変わり、粘膜や皮膚の細胞を正常に保ちます。そして、**粘膜のバリアを丈夫にすることによって、ウイルスや細菌の侵入を防ぎ、風邪などの感染症**

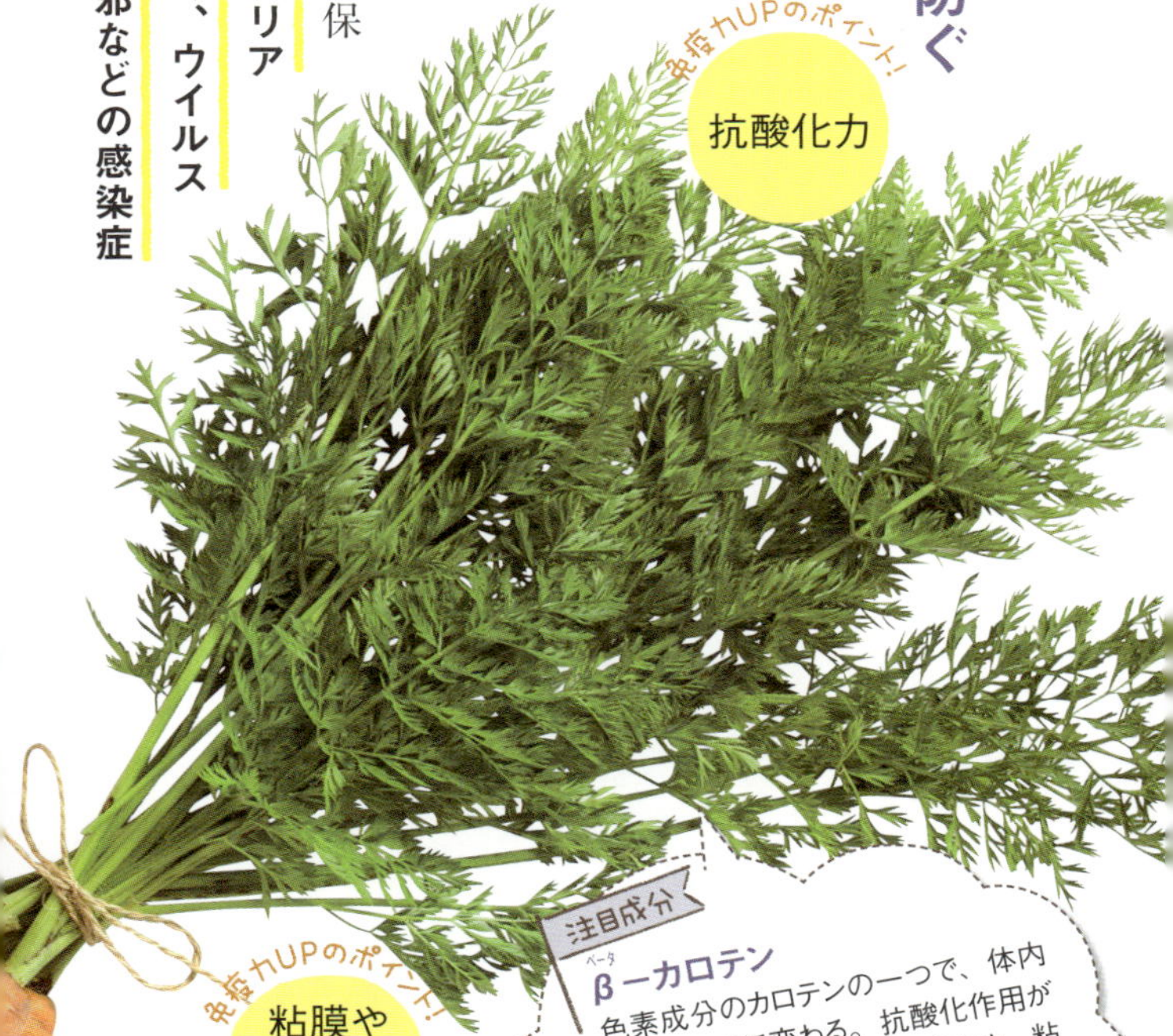

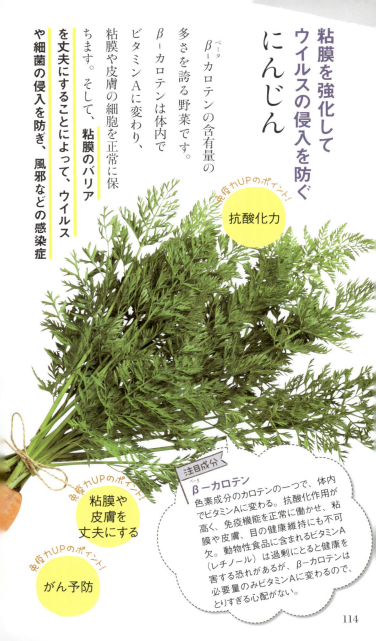

免疫力UPのポイント!
抗酸化力

免疫力UPのポイント!
粘膜や皮膚を丈夫にする

免疫力UPのポイント!
がん予防

注目成分

β《ベータ》ーカロテン

色素成分のカロテンの一つで、体内でビタミンAに変わる。抗酸化作用が高く、免疫機能を正常に働かせ、粘膜や皮膚、目の健康維持にも不可欠。動物性食品に含まれるビタミンA（レチノール）は過剰にとると健康を害する恐れがあるが、β−カロテンは必要量のみビタミンAに変わるので、とりすぎる心配がない。

を予防します。抗酸化作用も高く、がん予防の効果も期待でき、免疫力を保つためになくてはならない栄養素といえます。さらに、視力を正常に保つ働きがあり、とくに暗い所で視力が低下する夜盲症を防ぎます。また、目の粘膜を潤して疲れ目などを防ぎ、目の健康を守ります。

薬膳では、**「血」を養い、「肝」の働きを整えて、貧血や、視力低下を予防・改善する**ほか、肺や皮膚を滋養して潤し、食欲不振の改善にもよいとされます。

注意

にんじんに含まれるアスコルビナーゼは、一緒に使う野菜のビタミンCを酸化させるが、体内で再び還元されるため、ビタミンCの有効性は変わらないことが近年の研究でわかった。アスコルビナーゼは、熱や酸を加えると活性が抑えられる。

免疫力UPのポイント!
感染症を予防

免疫力UPのポイント!
目の健康維持

主な栄養成分

β-カロテン、ビタミンB6、ビタミンC、カリウム、カルシウム

薬膳の視点

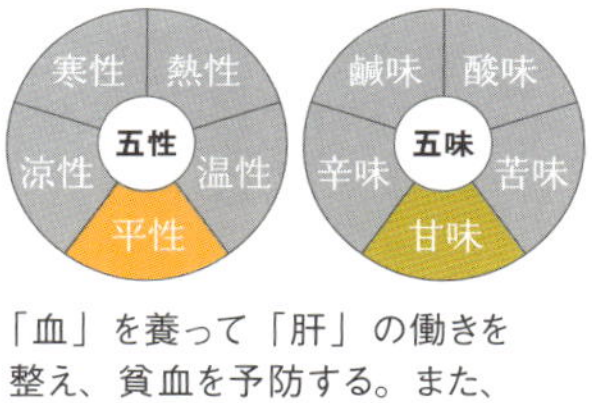

「血」を養って「肝」の働きを整え、貧血を予防する。また、「肝」と関連する目によい働きをして、かすみ目や視力低下を防ぐ。

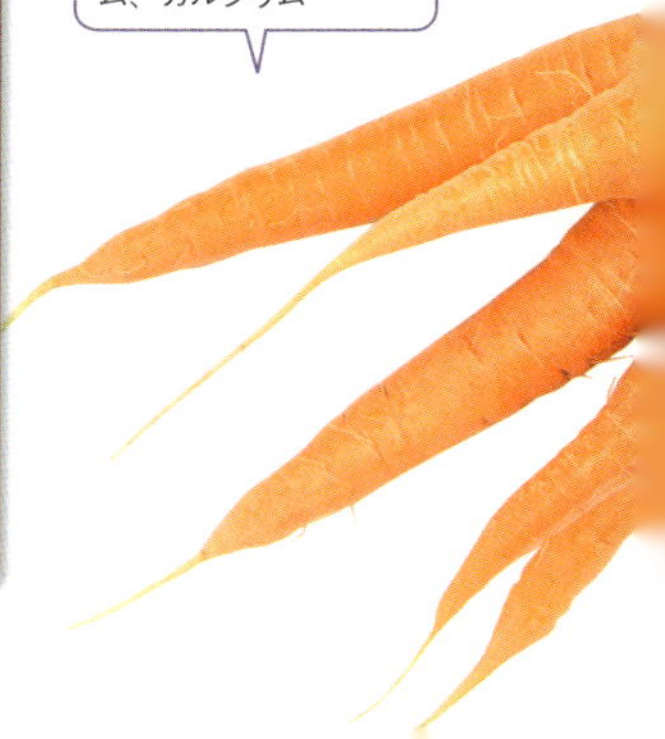

栄養学と
薬膳の視点
から見た

にんじんの
調理と おいしい 食べ方のヒント

1 β－カロテンは、熱を加えることと、油と一緒にとることで吸収率が格段に高まるので、加熱して、油と一緒に調理するのがいちばんよい。

2 すりおろしてオリーブ油と混ぜれば、生でもβ－カロテンの吸収率がとても高くなる。大１本をすりおろし、オリーブ油100㎖、塩小さじ½を入れて作るにんじんソースは、サラダのドレッシングやパスタソースなどいろいろな料理に利用でき、冷蔵で約２週間保存可能。

3 せん切りにしてさっとゆでたにんじんを、オリーブ油で和え、刻んだナッツを混ぜると、ビタミンEがさらにプラスされ、免疫力アップの効果がより高まる。

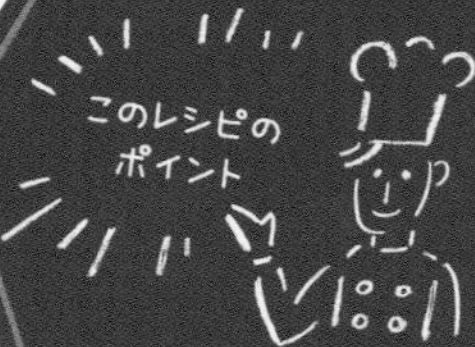

●オリーブ油がβ-カロテンの吸収率を高め、アーモンドでビタミンE、パセリでビタミンCをプラス。●レモン汁をかければさらにビタミンCをとれます。レモン汁はにんじんの色を変えるので、直前にかけるのがポイント。

冬

絶品レシピ

風邪予防と、免疫力アップに！

アーモンド入り　にんじんサラダ

材 料 作りやすい分量

にんじん…大１本（200g）
パセリ（みじん切りにする）
…大さじ½
ローストアーモンド
…大さじ２
オリーブ油…大さじ２
塩…小さじ¼
黒こしょう…ひきたてを適量

作り方

1 にんじんは皮をむき、斜めの薄切りにしてからせん切りにする。沸騰した湯でゆで、ざるに広げて冷ます。

2 ローストアーモンドは包丁で刻むか、ミルサーで細かくする。

3 清潔なボウルに**1**の水気をしぼってほぐしなら入れる。オリーブ油を加えてよく混ぜる。**2**を入れ、塩、黒こしょうをふってよく混ぜ合わせる。最後に刻みパセリを加える。

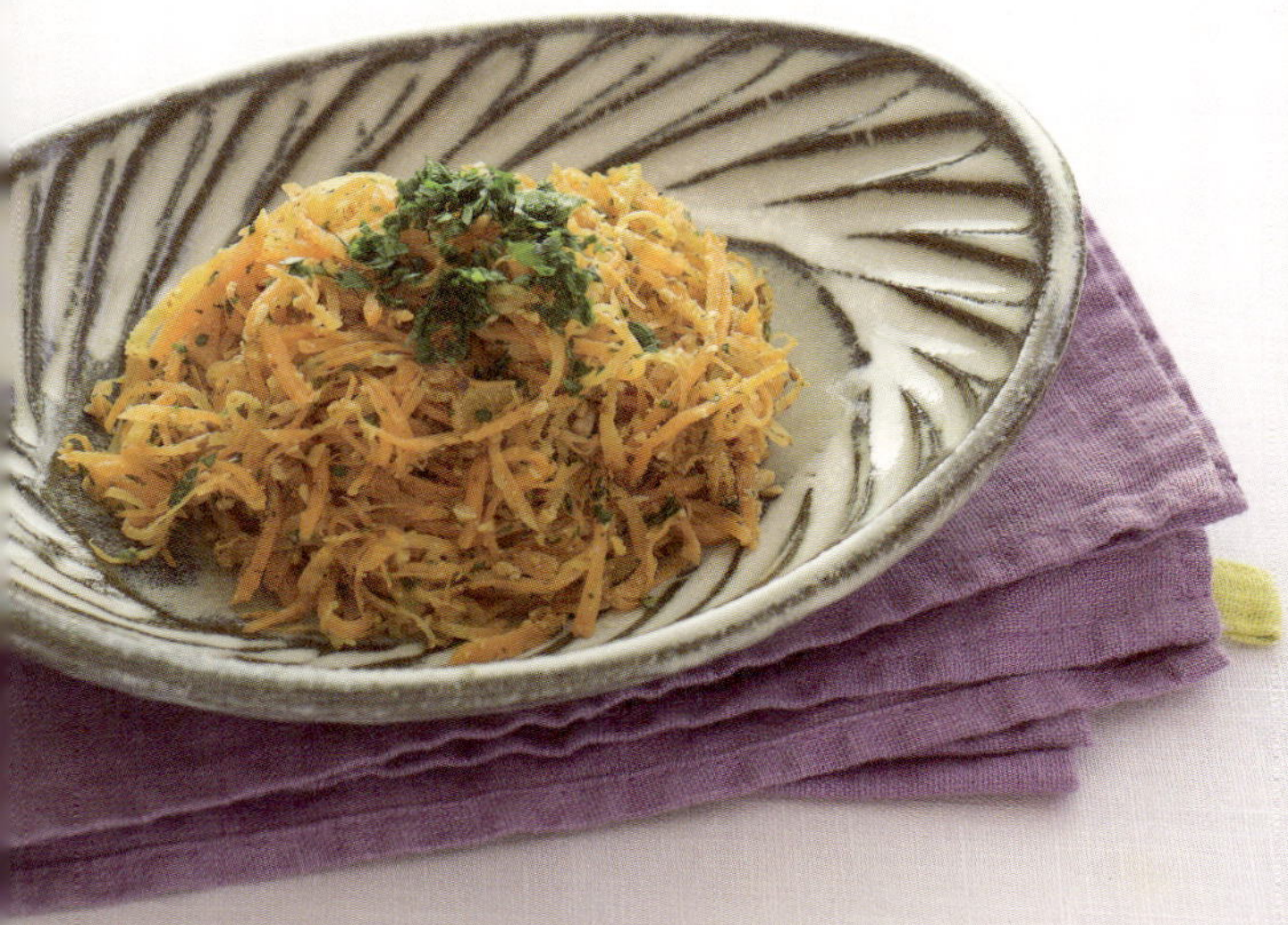

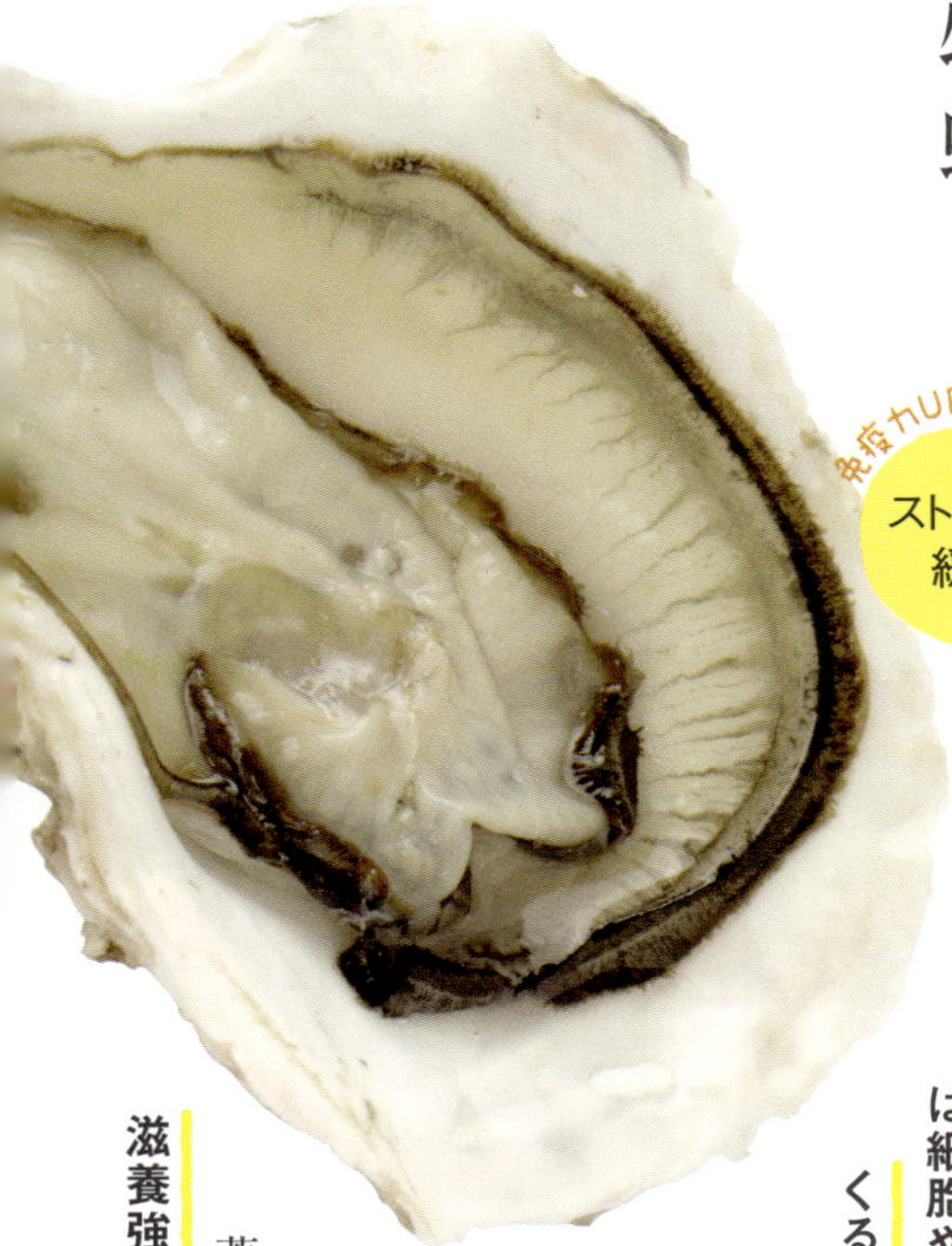

冬の滋養強壮や不眠の改善に

牡蠣《かき》

免疫力UPのポイント!
ストレスを緩和

免疫力UPのポイント!
肝機能をアップ

栄養豊富な乳白色の牡蠣は、「海のミルク」の別名を持ちます。とくにミネラルが多く、なかでも、亜鉛の含有量は全食品中トップといわれ、カルシウムも豊富です。**亜鉛は細胞や、インスリンなどの重要なホルモンをつくるために欠かせません**。

ビタミンでは、エネルギー代謝を促すビタミンB_2、造血に必要なビタミンB_{12}が多く、ほかに、すばやくエネルギーに変わって疲労回復を助けるグリコーゲンや、肝機能を高めるタウリンを豊富に含みます。

薬膳では、**「血」を養う作用があり、冬の滋養強壮に最適**とされます。また、カルシウム

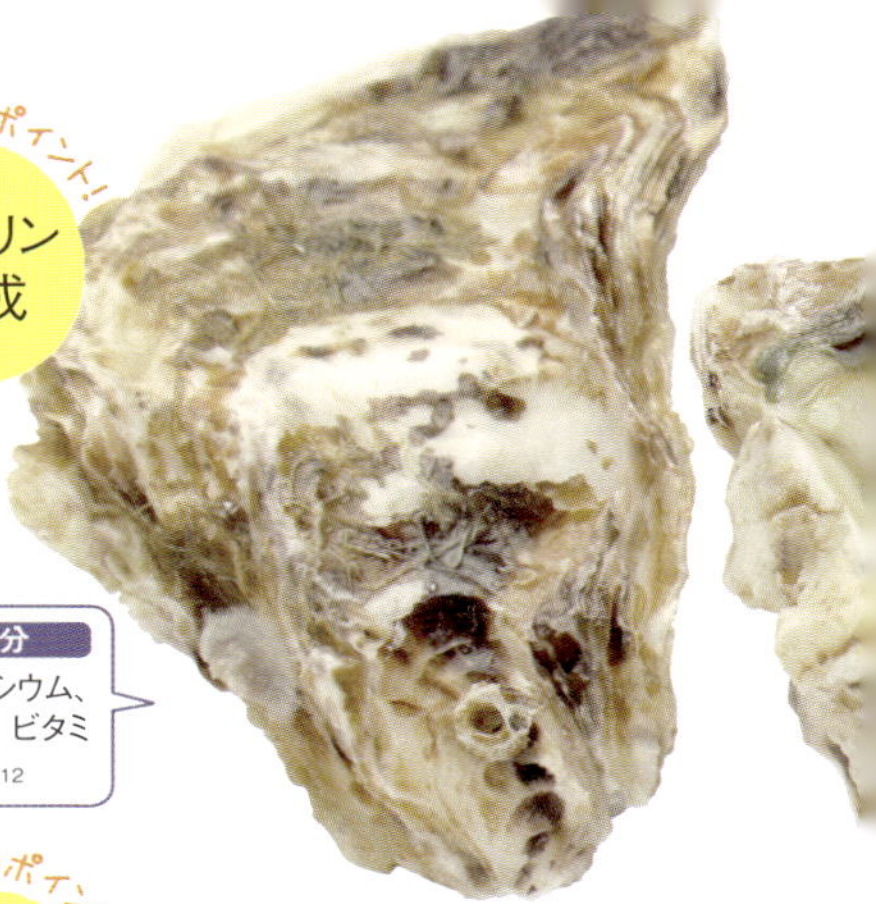

免疫力UPのポイント！

インスリンを合成

免疫力UPのポイント！

滋養強壮

主な栄養成分

たんぱく質、カルシウム、鉄、亜鉛、銅、ビタミンB_2、ビタミンB_{12}

免疫力UPのポイント！

不眠を改善

注意

生食用も加熱用も鮮度は同じ。加熱用の牡蠣は無菌化されていないので必ず加熱して食べること。

注目成分

亜鉛

血糖値を下げるインスリンをはじめ、重要なホルモンの合成や分泌に不可欠なミネラル。不足すると、味覚障害を起こしたり、髪の健康に悪影響を及ぼす。

には精神を落ち着かせる作用がありますが、薬膳的にも陰陽のバランスをとる作用により、イライラや不眠を改善し、ストレスに対する抵抗力を高めます。

薬膳の視点

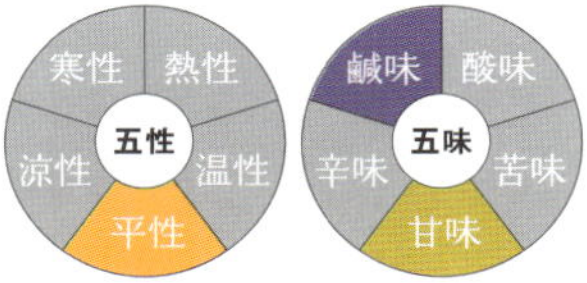

「血」を養う作用、「陰」を補って体を潤す作用があり、冬の滋養強壮によい。また、精神を落ち着かせ、イライラ、不安感、憂うつ、不眠などを解消する。

栄養学と薬膳の視点から見た

牡蠣の調理とおいしい食べ方のヒント

1 殻から外した身は、必ず塩でもみ、よく洗ってから調理する。

2 栄養が豊富だが、ビタミンAやCは含まないので、それらのビタミンを多く含んでいる濃い色の野菜と一緒に食べるとよい。

3 炊き込みご飯や雑炊などにすると、でんぷんにうまみがしみこんで、おいしくいただける。

4 左のレシピのように小麦粉をまぶしてフライパンで焼くだけなら、牡蠣フライを作るよりぐっと手軽に、うまみの凝縮した牡蠣料理を味わえる。濃いめのめんつゆで食べるのもおすすめ。

このレシピのポイント

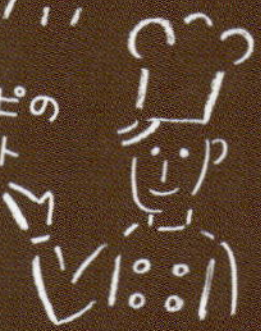

●えごまの葉には、免疫力を高めるβ-カロテンや、動脈硬化予防などによいオメガ3系脂肪酸が含まれ、健康効果をアップします。●さらに焼きのりを一緒に巻いてもおいしく、のりのβ-カロテンやビタミンCもとれます。

冬

絶品
レシピ

ストレスに強くなる！

牡蠣の揚げ煮 えごまの葉添え

材 料 2〜3人分

生牡蠣…大12個ぐらい
長ねぎ…½本（60g）
えごまの葉…12枚
酒…大さじ2
コチュジャン…小さじ1
しょうゆ…小さじ2
湯…大さじ1
ごま油…小さじ1
小麦粉…適量（ふるう）
米油…適量

作り方

1 牡蠣は塩でもみ、流水で洗って汚れを落とす。水気を切り、重ねたペーパータオルの上にのせてさらに水気を取り、酒大さじ1をふりかける。

2 長ねぎは斜めのせん切りにして水にさっとくぐらせて水気を取る。大きめのボウルにコチュジャン、しょうゆ、酒大さじ1、湯、ごま油を加えてよく合わせ、長ねぎを混ぜる。

3 1にふるった小麦粉をまぶし、余分な粉をはらう。フライパンにやや多めの米油を温め、牡蠣を入れて両面きつね色に焼く。焼けたら2に入れて和える。器にえごまの葉とともに盛りつけ、えごまの葉を巻いていただく。

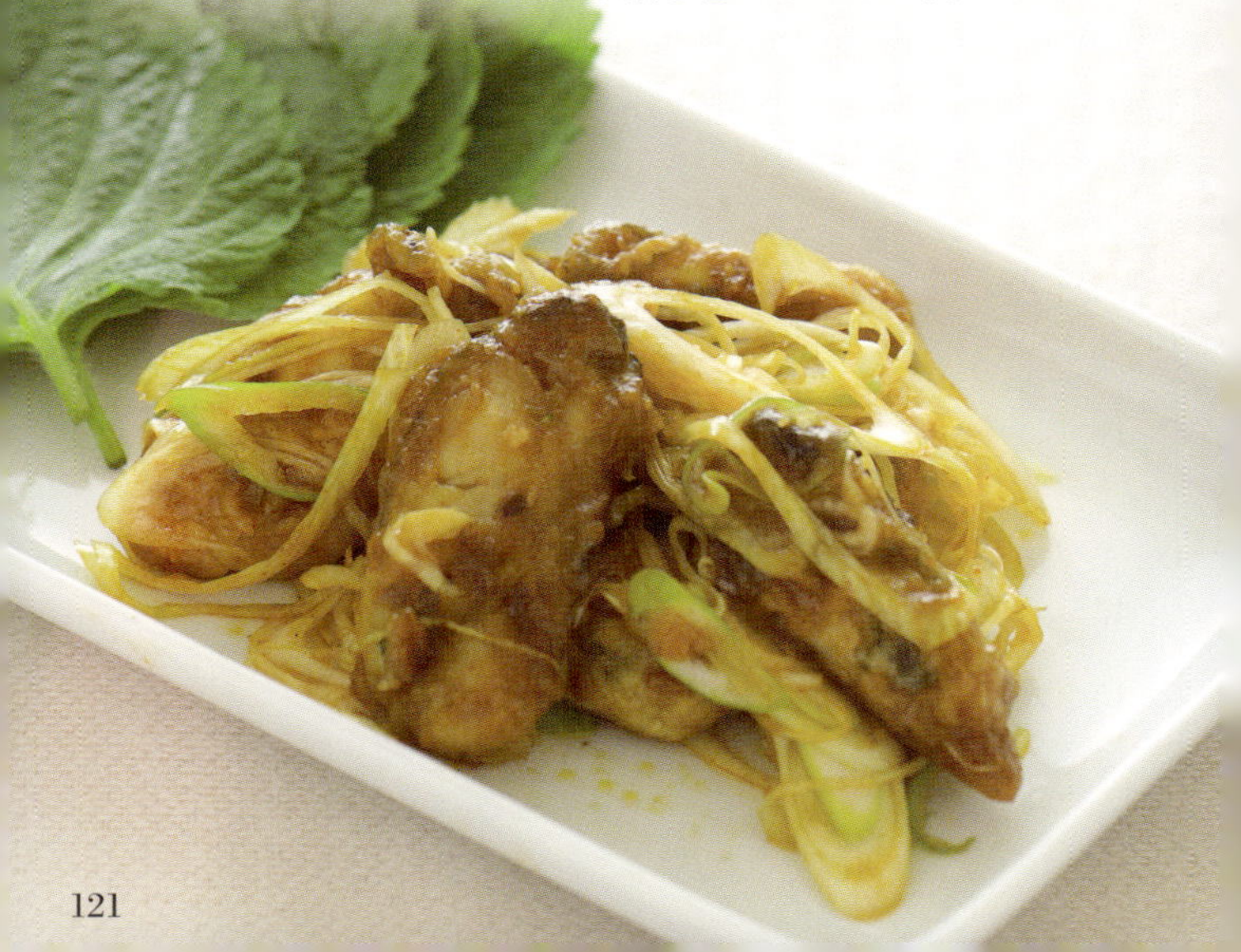

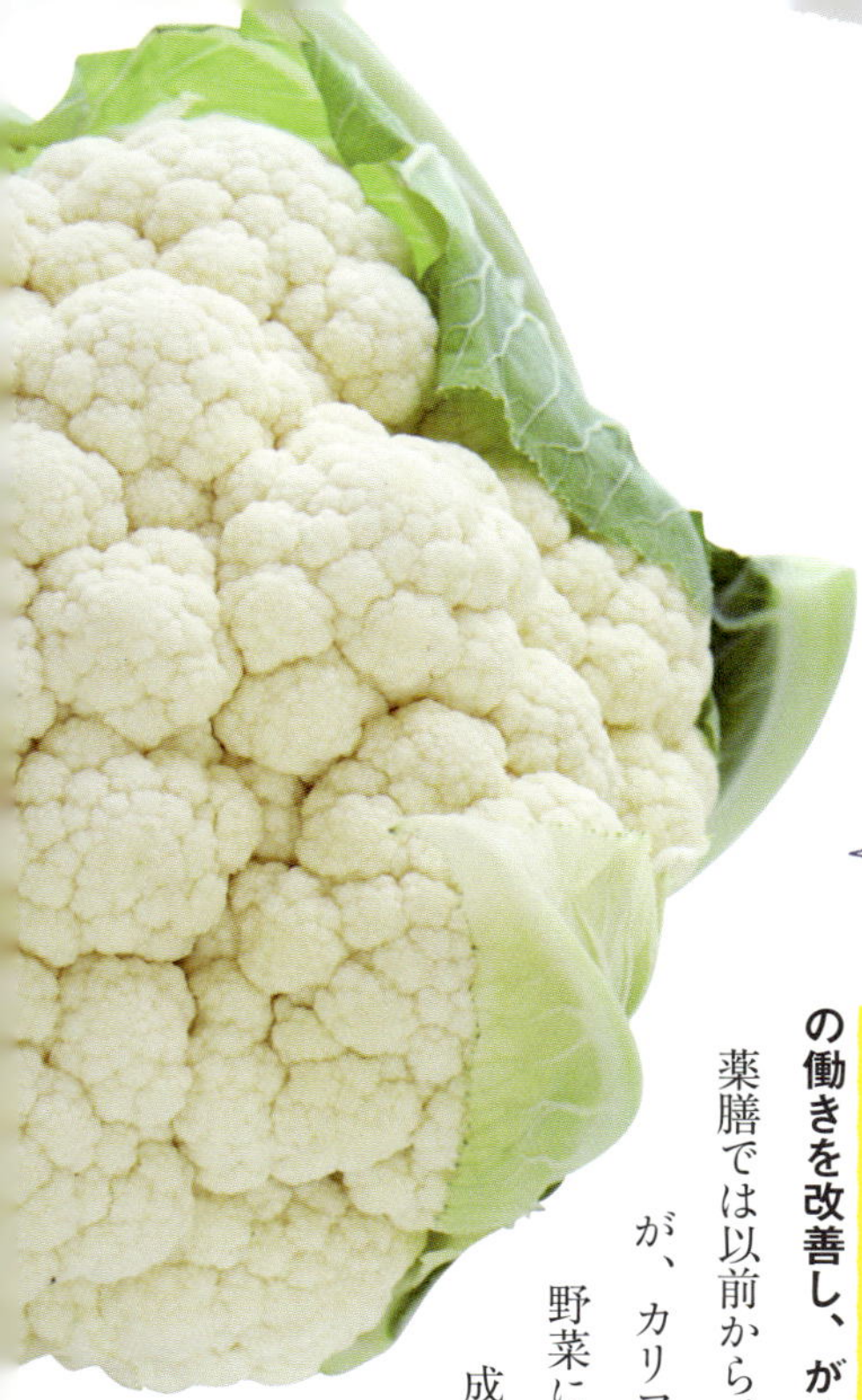

胃の働きをよくして体を元気に!

カリフラワー

主な栄養成分

ビタミンB_1、ビタミンB_2、ビタミンC、カリウム、食物繊維

加熱しても損失しにくいビタミンCを豊富に含むため、温かい料理でビタミンCをたっぷりとることができる、冬にうれしい野菜です。

カリフラワーはキャベツの仲間で、キャベツと同様、**胃の働きを改善し、がんを予防する作用**も期待できます。

薬膳では以前から、がんを予防するといわれていましたが、カリフラワーやキャベツなどアブラナ科の野菜に含まれるイソチオシアネートという成分に、がん予防の作用があることがわかってきました。また、薬膳でも胃腸の働きをよくする食材として知られ、食欲不振や胃もたれを改善し、疲れやすい人によいとされ

免疫力UPのポイント!
胃の働きを整える

免疫力UPのポイント!
抗酸化力

免疫力UPのポイント!
がん予防

免疫力UPのポイント!
疲労回復

免疫力UPのポイント!
高血圧を予防・改善

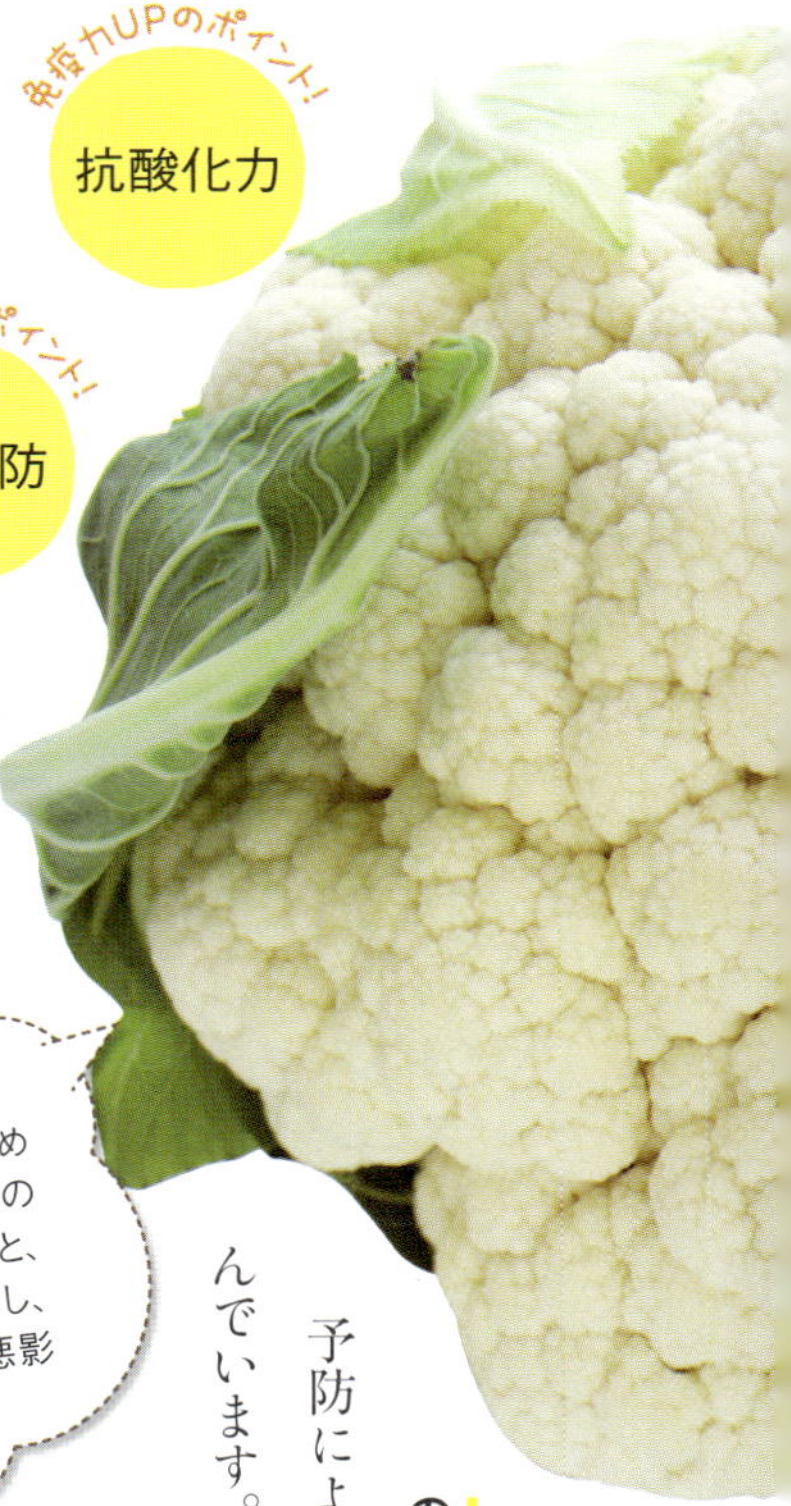

ます。**脂質の代謝を促し、皮膚や粘膜の健康を保つ**ビタミンB_2や、高血圧予防によいカリウム、食物繊維も豊富に含んでいます。

注目成分

ビタミンB_2

脂質をエネルギーに変えるために必要なビタミンで、細胞の生成にも不可欠。不足すると、口内炎や目の炎症を起こし、子どもの場合は成長にも悪影響を及ぼす。

薬膳の視点

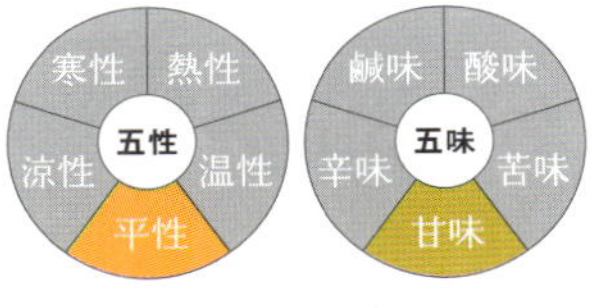

胃腸の働きを整えて、食欲不振、胃もたれ、便秘などを改善する。「気」のめぐりをよくして、イライラや落ち込んだ気分を解消する作用もある。

栄養学と薬膳の視点から見た

カリフラワーの調理とおいしい食べ方のヒント

1 比較的足が早いので、使い残した分は、すぐにピクルスなどにするとよい。また、赤い食用菊の「もってのほか」を甘酢漬けにしておき、そこに生のカリフラワーを漬けると、カリフラワーが紫色に染まり、きれいな漬け物ができる。はし休めにもなって飽きずに食べられる。

2 牛乳やバターとの相性がよいので、グラタンや、魚介と合わせたシチューもおすすめ。

3 薬膳では「食材は、形が似ている体の部分に作用する」といわれる。そこで、脳に形が似ているカリフラワーとくるみの炒めものなどは、脳の老化防止によいといわれる。

このレシピのポイント

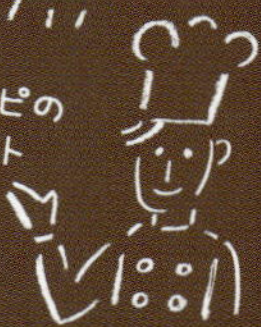

●ゆずの皮は、水にさらすと苦みが取れます。果汁はブロッコリーを変色させるので、緑色をきれいに保ちたい場合は、果汁を食べる直前にかけるとよいでしょう。●冷蔵で４～５日ほど、おいしくいただけます。

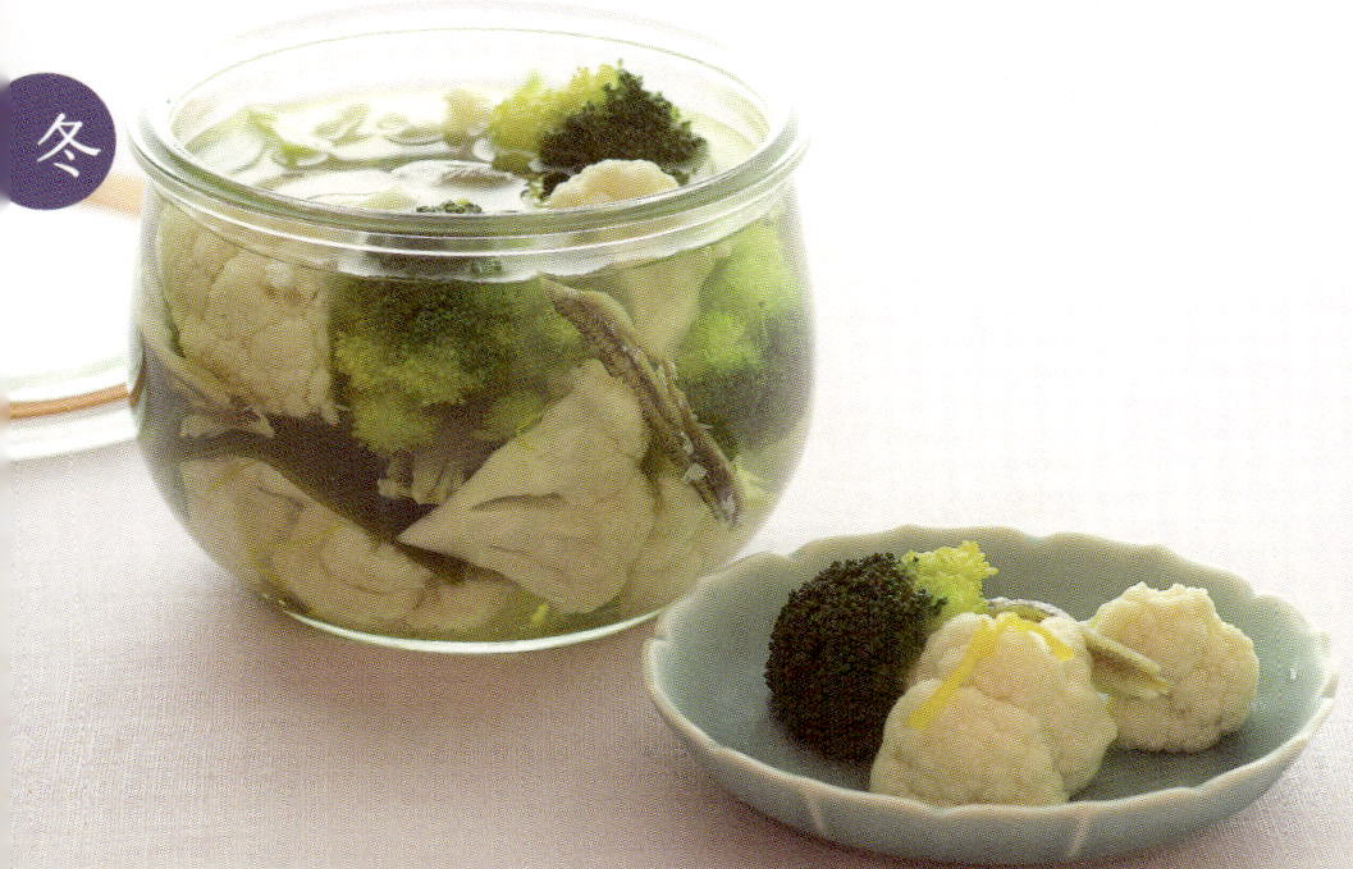

絶品レシピ

高血圧の予防・改善に！

酸味の少ない カリフラワーの和風ピクルス

材 料 作りやすい分量

カリフラワー…小1個（350g）
ブロッコリー…小1個（170g）
ゆず…1個
（果汁は1個分、皮は¼～½個分）

［つけ汁］
煮干し…5g
（頭とはらわたを取り除く）
昆布…15cm 1枚
（1cm幅に切る）
水…1000mℓ
塩…大さじ1½

作り方

1 カリフラワーとブロッコリーは房、軸とも食べやすい大きさに切り分け、耐熱性のボウルに入れる。

2 ゆずはよく洗って汁をしぼる。皮は白い部分を除いてせん切りにし、さっと水にさらして苦味を取る。ペーパータオルの上で水気をよく取り、1に散らす。

3 鍋に水、煮干し、昆布を入れ、昆布が開くまで15分ほどおく。火にかけて沸騰したら塩を入れ、塩が溶けたら火からおろして熱いまま2に回しかける。上に平らな皿を置き、重しをのせる。

4 そのまま一晩おいて味をなじませたら、ゆずの果汁を加えて混ぜる。清潔な保存容器に入れて冷蔵する。

血管の健康と疲労回復に ビーツ

ほうれん草と同じアカザ科の野菜。抗酸化作用のある赤い色素成分のベタシアニンや、糖質、カリウム、葉酸、葉には鉄を含んでいます。また、体内で一酸化窒素の発生を促す硝酸塩を含むことから、**血流をよくし、血管をやわらかくして、動脈硬化を防ぎ、疲労回復を促す**といわれます。

薬膳では、「血」のめぐりが滞る「瘀血《おけつ》」を改善し、胃腸の働きを整えるとされます。冷やす性質ですが、寒い地域でよく食べられており、冬の健康維持に一役買っています。

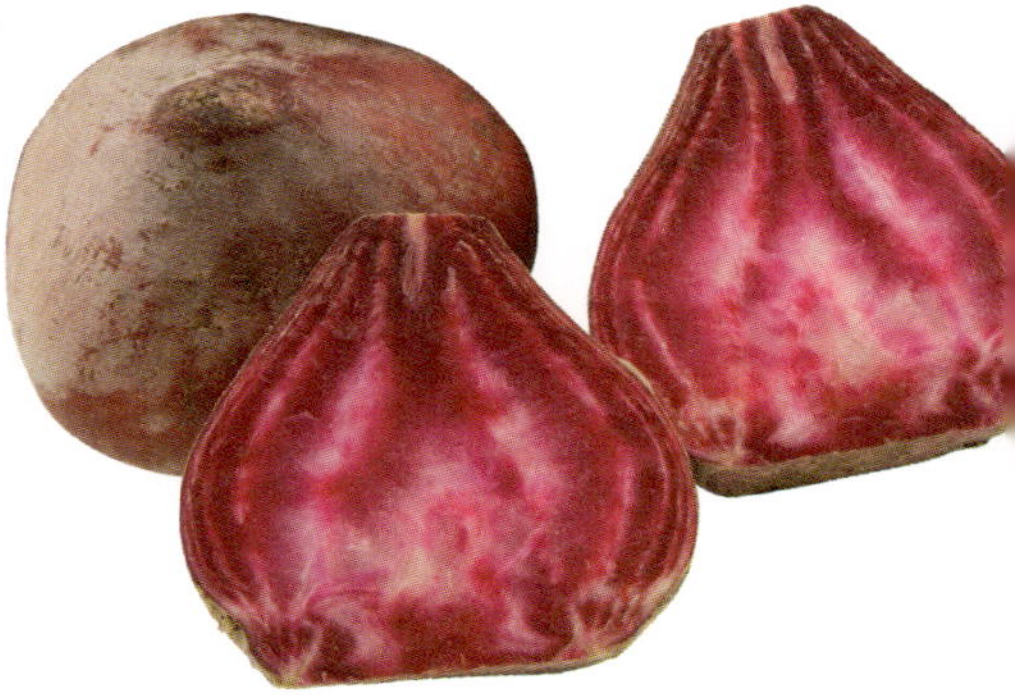

免疫力UPのポイント!
動脈硬化を予防

免疫力UPのポイント!
血流を改善

薬膳の視点

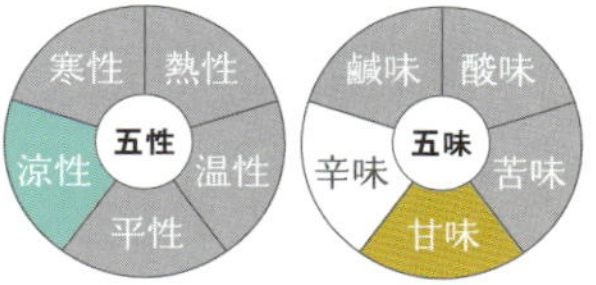

冬

絶品レシピ

血流改善とスタミナアップに！

ビーツと長芋のポタージュ

材 料 2〜4人分

ビーツ…½ 個（200g）	牛乳…200mℓ
長芋…150g	酢…適宜
玉ねぎ…½ 個	塩、こしょう…適宜
固形コンソメ…½ 個	ナツメグ…少々

作り方

1 ビーツと長芋は皮むき、長芋は酢水に浸す。ビーツは厚さ5mmのいちょう切りに、長芋は厚さ1cmに切る。玉ねぎは粗みじん切りにする。鍋に野菜と、水をひたひたに入れて火にかける。沸騰したらコンソメを入れて溶かし、弱火で煮る。

2 野菜がやわらかくなったら火からおろして粗熱をとり、ミキサーにかけてなめからなポタージュ状にする。鍋に戻して牛乳を加え、よく混ぜて火にかける。再沸騰しはじめたら弱火にして、塩、こしょうで味をととのえる。

3 器によそい、ナツメグをすりおろしてふる。

このレシピのポイント

長芋でとろみをつけ、滋養強壮作用をアップします。冷蔵で2〜3日間おいしく保存可能。

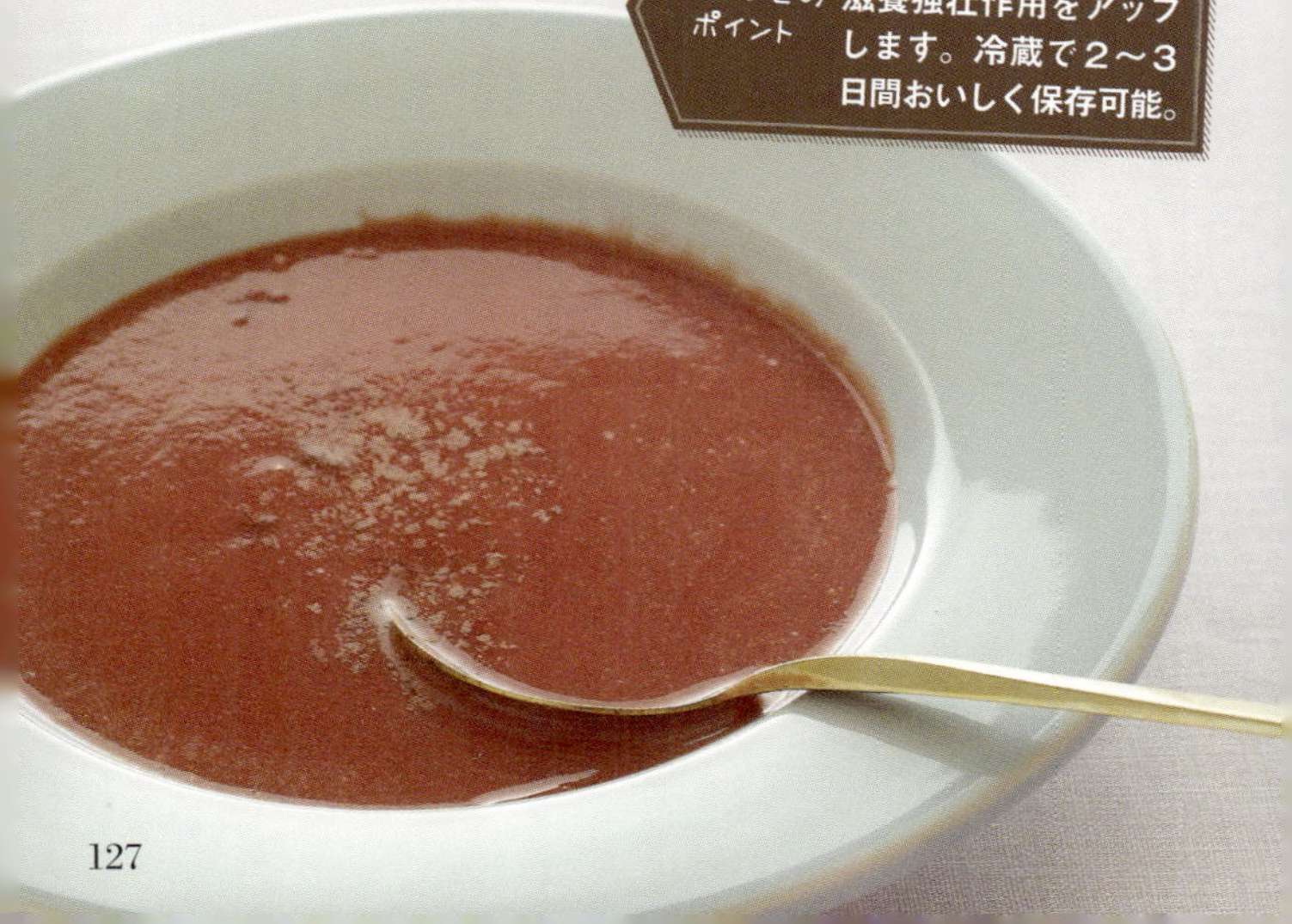

冬の体を温めて血流を改善 にら

注目成分

硫化アリル
にんにく、ねぎの仲間に含まれる、においや辛味の成分で、アリインやアリシンなどの種類がある。血液の凝固を抑える作用や、ビタミンB_1と結合して糖を代謝し、疲労回復を助ける作用がある。

免疫力UPのポイント！
疲労回復

免疫力UPのポイント！
血流を改善

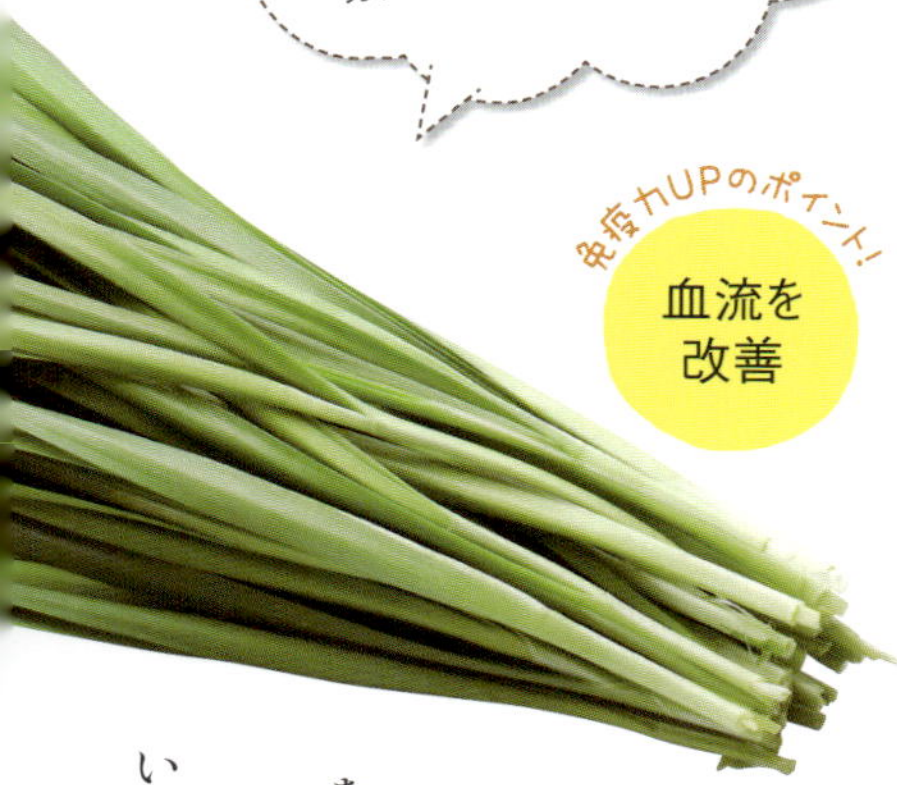

玉ねぎや長ねぎと同じ、ねぎの仲間で、においと辛味の成分である硫化アリルを含んでいます。硫化アリルには、**血液の凝固を防いで血流をよくする働き**があります。また、ビタミンB_1の吸収を高めて糖質の代謝を促進し、**疲労回復を助けます**。

β《ベータ》-カロテンが豊富で、ビタミンC、ビタミンEも多く含まれます。これらは抗酸化作用の高いビタミンなので、老化を防ぎ、免疫力を高め、風邪などの感染症や、動脈硬化などを予防。食物繊維も多く、腸内環境を整えて、腸からも免疫力を高めてくれます。

食べると、体が温まるのを実感しやすいと思いますが、薬膳では、「陽」の「気」を高めて

免疫力UPのポイント！
動脈硬化を予防

免疫力UPのポイント！
滋養強壮

免疫力UPのポイント！
冷えを改善

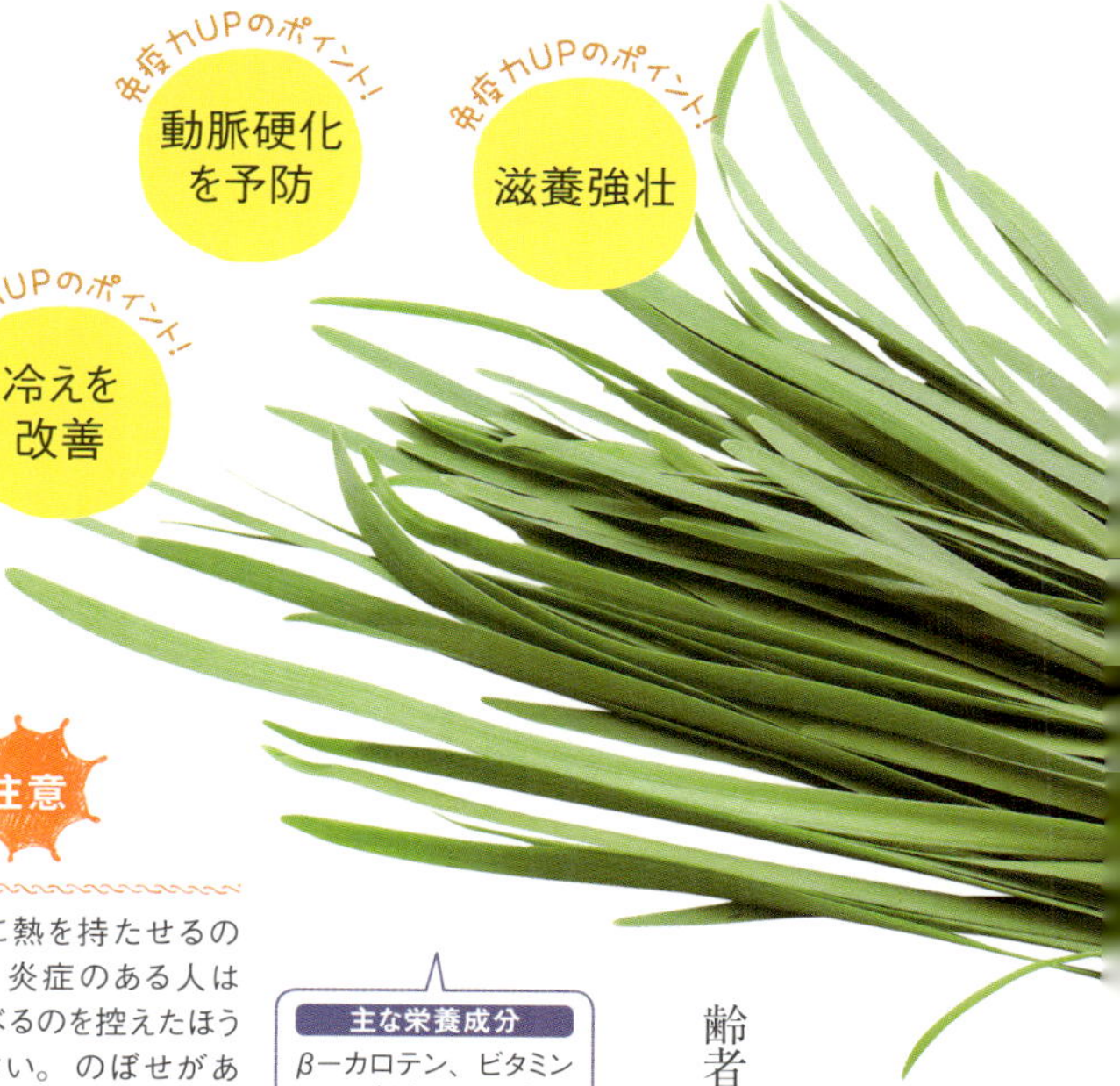

体をしっかり温めることから、「陽草」とも呼ばれます。**冷え症の改善や、胃腸を温めて便通をよくする作用、滋養強壮作用**にすぐれ、高齢者や虚弱体質の人にとくにすすめられます。

主な栄養成分

β－カロテン、ビタミンB_1、ビタミンC、ビタミンE、カリウム、、カルシウム、食物繊維

注意

体に熱を持たせるので、炎症のある人は食べるのを控えたほうがよい。のぼせがある人、暑がりの人も控えめに。薬膳では、にらなどのねぎ類は、はちみつと相性が悪く、一緒にとらないほうがよいとされる。

薬膳の視点

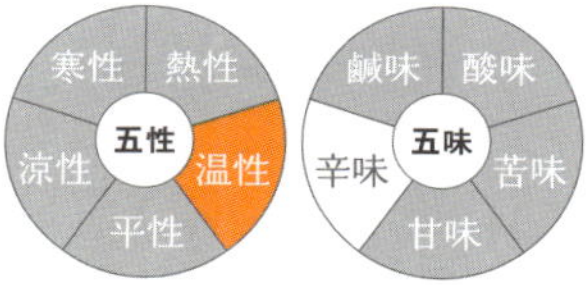

温める作用が強く、胃腸を温めて便通をよくしたり、冷えによる腰の痛みなどを改善。滋養強壮作用にすぐれている。

栄養学と
薬膳の視点
から見た

にらの調理とおいしい食べ方のヒント

1 食物繊維がかたいので、高齢の人や胃腸が弱い人は細かく刻むとよい。

2 にらは「陽」の性質、卵は「陰」の性質を持つため、卵でとじた「にら玉」は、陰陽のバランスがとれた一品になる。

3 温める作用が強いので、春になって気温が上がったら、熱がこもるのを防ぐために食べるのを控えたほうがよい。

4 細かく刻んだにらを、ごま油やオリーブ油に漬けておくと、湯豆腐や鍋物などのおいしいたれになる。うどんやラーメンにかけてもいい。

このレシピの
ポイント

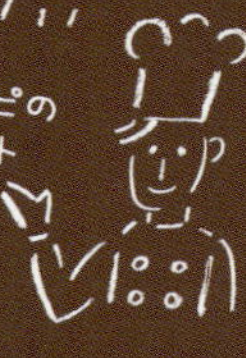

●にらと熱したごま油を最初に混ぜる
ことで、にらのかさが減り、香りもよ
くなります。●にらの硫化アリルが
豚肉に豊富なビタミンB_1の吸収を高
め、疲労回復を促します。●たれはラー
油を加えるなど、お好みでアレンジを。

冬

絶品レシピ

体ポカポカ、疲労も回復！

にらと豚肉の水餃子

材 料 約20個分

にら…１束（みじん切りにする）
豚ひき肉（赤身）…200g
白菜…２枚
　（みじん切りにして、塩小さじ１強でもんでおく）
しょうが（みじん切りにする）
　…大さじ１
干ししいたけ…２枚
　（水で戻し、軸を切ってみじん切り。戻し汁も使う）
にんにく（すりおろす）…適宜
香菜《しゃんつぁい》（パクチー）…少々
餃子の皮（水餃子用）…20枚
酒…大さじ１
塩…小さじ½
ごま油…大さじ２
鶏がらスープの素…小さじ１
しょうゆ・酢…適宜

作り方

1 ボウルに豚肉、酒、塩を入れてよく混ぜ、粘りが出たらしょうがを加えて混ぜる。豚肉を片側に寄せ、空いた側ににらを入れる。熱したごま油をにらに回しかけ、菜ばしで混ぜてにらとなじませてから、肉と混ぜ合わせる。

2 塩でもんだ白菜を水で洗い、水気をしっかりしぼって1に加え、干ししいたけを入れて混ぜ、餡を作る。餃子の皮に餡を大さじ１ほど入れて包んでいく。

3 鍋にたっぷりの湯を沸かし、しいたけの戻し汁150mℓを茶こしでこして加え、鶏がらスープを入れる。2を数個ずつ入れてゆで、汁ごと器に盛り、香菜を飾る。しょうゆと酢を１：１で合わせ、にんにく少々を入れたたれを添える。

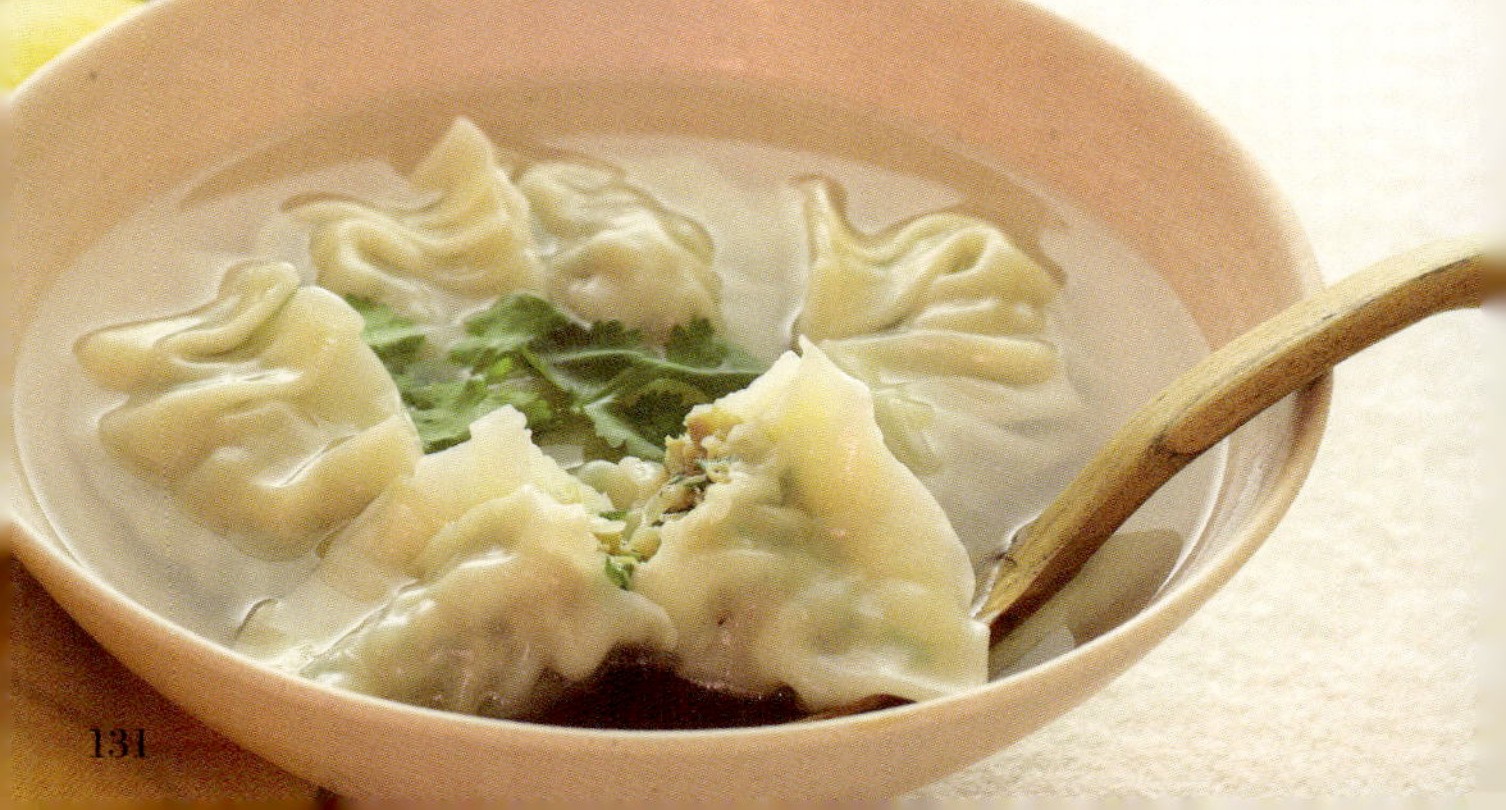

腸内環境を整えて免疫力をアップ

白菜

ビタミンC、カリウム、カルシウム、食物繊維などを多く含んでいて、**生活習慣病全般を予防し、腸内環境を良好にします。**クセがなく、たくさん食べられる野菜なので、有用な成分

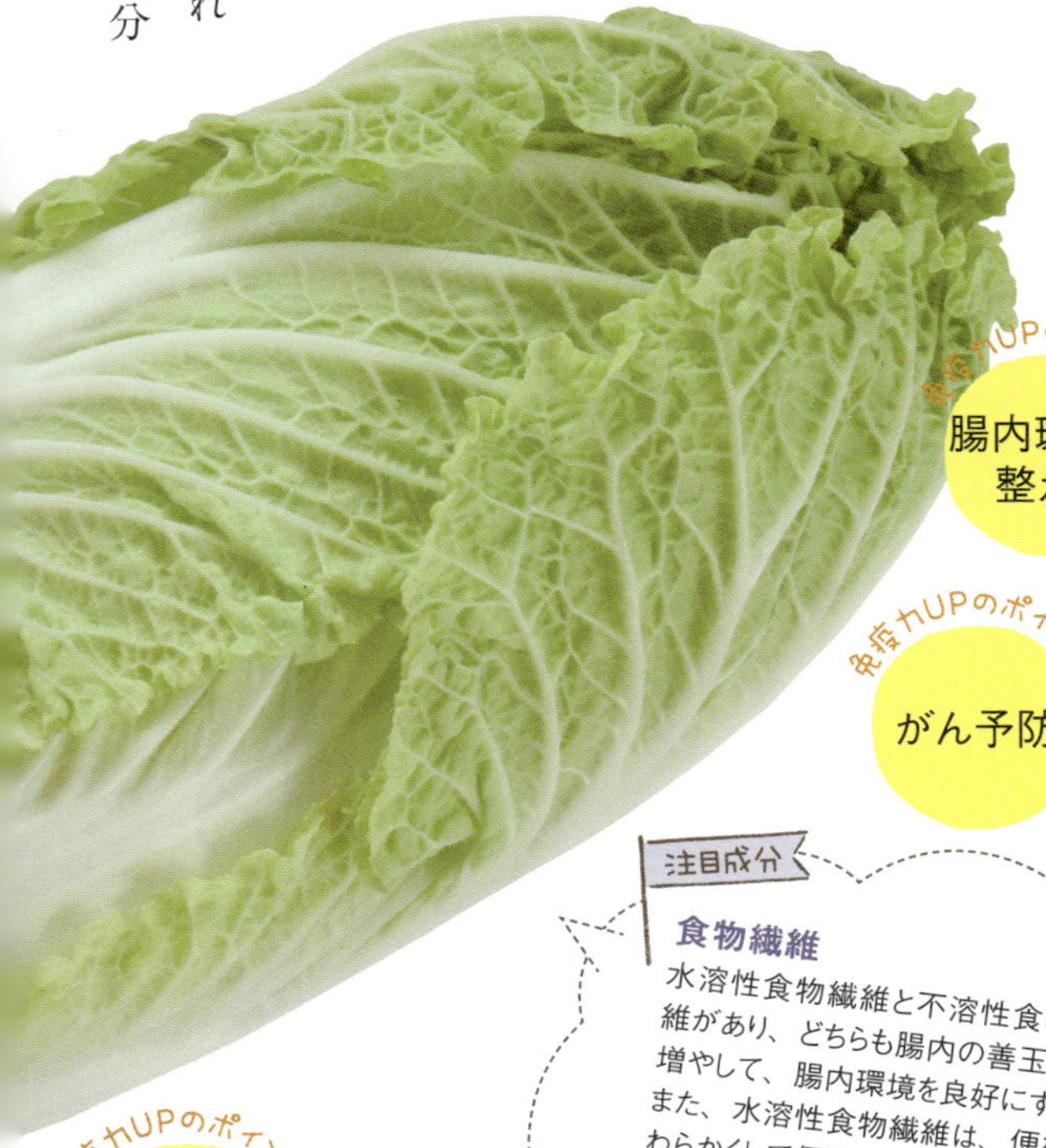

免疫力UPのポイント!
腸内環境を整える

免疫力UPのポイント!
がん予防

免疫力UPのポイント!
胃腸の働きを整える

免疫力UPのポイント!
精神を安定させる

注目成分

食物繊維

水溶性食物繊維と不溶性食物繊維があり、どちらも腸内の善玉菌を増やして、腸内環境を良好にする。また、水溶性食物繊維は、便をやわらかくして便秘を防ぐ・血糖値の急上昇を抑えるなどの働き、不溶性食物繊維は、便通を促す・有害物質を排出するなどの働きがある。

をたっぷりとれることも長所です。

緑色の部分には、抗酸化力の高いβ《ベータ》ーカロテンも含まれています。また、アブラナ科の野菜に特徴的な辛味成分のイソチオシアネートを持つため、抗がん作用を期待できます。

薬膳では、体の余分な熱を取り、体を潤すとされます。**発熱や咳をしずめたり、炎症の緩和に役立ち、胃腸の働きを整える**作用もあります。冬は、辛いものを食べすぎて、体に熱がこもることがありますが、熱を取ることによって胃腸がすっきりし、精神的なイライラも収まります。

注意

レバーは白菜のビタミンCを壊すので、組み合わせないほうがよいといわれる。

主な栄養成分

ビタミンC、β－カロテン、カリウム、カルシウム、食物繊維

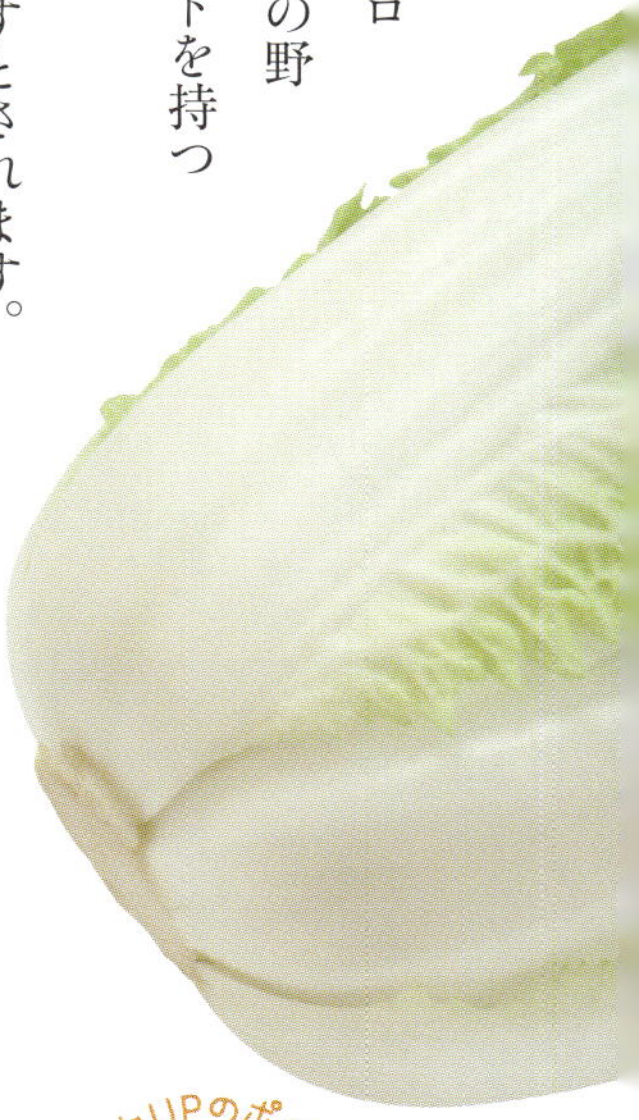

免疫力UPのポイント!

生活習慣病を予防

薬膳の視点

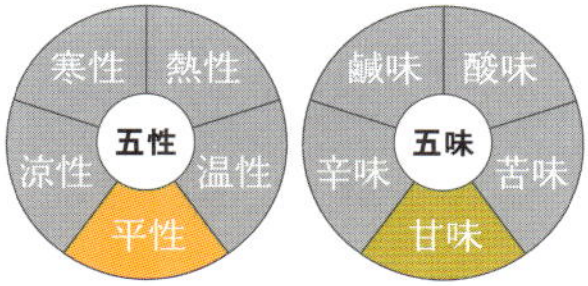

体内の熱を取り、潤す作用によって、発熱、咳、胃に熱がこもることによるむかつきや、腸に熱がこもることによる便秘、二日酔いなどを改善。

栄養学と薬膳の視点から見た

白菜の調理とおいしい食べ方のヒント

1 白菜の漬物やキムチは、冬の免疫力を高める常備菜としておすすめ。発酵によって生まれる酵素が消化を促進し、冬に弱りがちな胃の働きを助ける。また、ゆずやみかんの皮を入れることで、香りの「気」をめぐらせる作用、とうがらしを入れることで体を温め作用が加わる。

2 中国では、熱々のものを食べるのは体によくないとされるため、揚げ物はいったん白菜の上にのせて熱を冷ますといった習慣もある。

3 生でもおいしいので、りんごなどと合わせてサラダを作り、肉料理と一緒にいただくと、温める作用と冷ます作用のバランスがとれる。

このレシピのポイント

●油で炒めるので、β-カロテンの吸収がアップ。●しょうが、ねぎが体を温めて、白菜の胃腸を整える働きをより高めます。●はちみつは加熱すると酵素の働きが損なわれるので、なるべく火を止める直前に入れましょう。

絶品レシピ

食物繊維＆温めて胃腸を元気に

白菜炒め甘酢あん

材 料 2〜3人分

白菜…葉４枚（芯はそぎ切り、葉はざく切りにする）
豚バラ肉（薄切り）…100g
しょうが…１かけ（10g）（皮をむいて太めのせん切り）
長ねぎ…½本（50g）（斜め切りにする）
干ししいたけ…４枚（水で戻し、軸を切り取ってそぎ切り）
鶏がらスープの素…小さじ１
オリーブ油…大さじ１½
ごま油…小さじ１
酒…大さじ３
しょうゆ…大さじ１½
塩…小さじ⅕
こしょう…少々
酢…50mℓ
はちみつ…大さじ１½
かたくり粉…大さじ１

作り方

1 豚肉は長さ３cmに切り、酒大さじ２をふって混ぜる。

2 深めのフライパンにオリーブ油を温め、しょうがを入れ、香りが立ったら汁気をきった**1**を色が変わるまで炒める。肉を脇に寄せ、長ねぎ、しいたけ、白菜の芯、葉の順に炒める。香りづけのごま油を鍋肌に回し入れて混ぜる。

3 **2**に残りの酒を入れ、鶏がらスープをふり、干ししいたけの戻し汁200mℓをこしながら加えて混ぜる。蓋をして１分煮たあと、しょうゆ、塩、こしょう、酢を入れてひと煮し、はちみつを加える。かたくり粉を同量の酒（分量外）で溶いて回し入れ、とろみをつける。

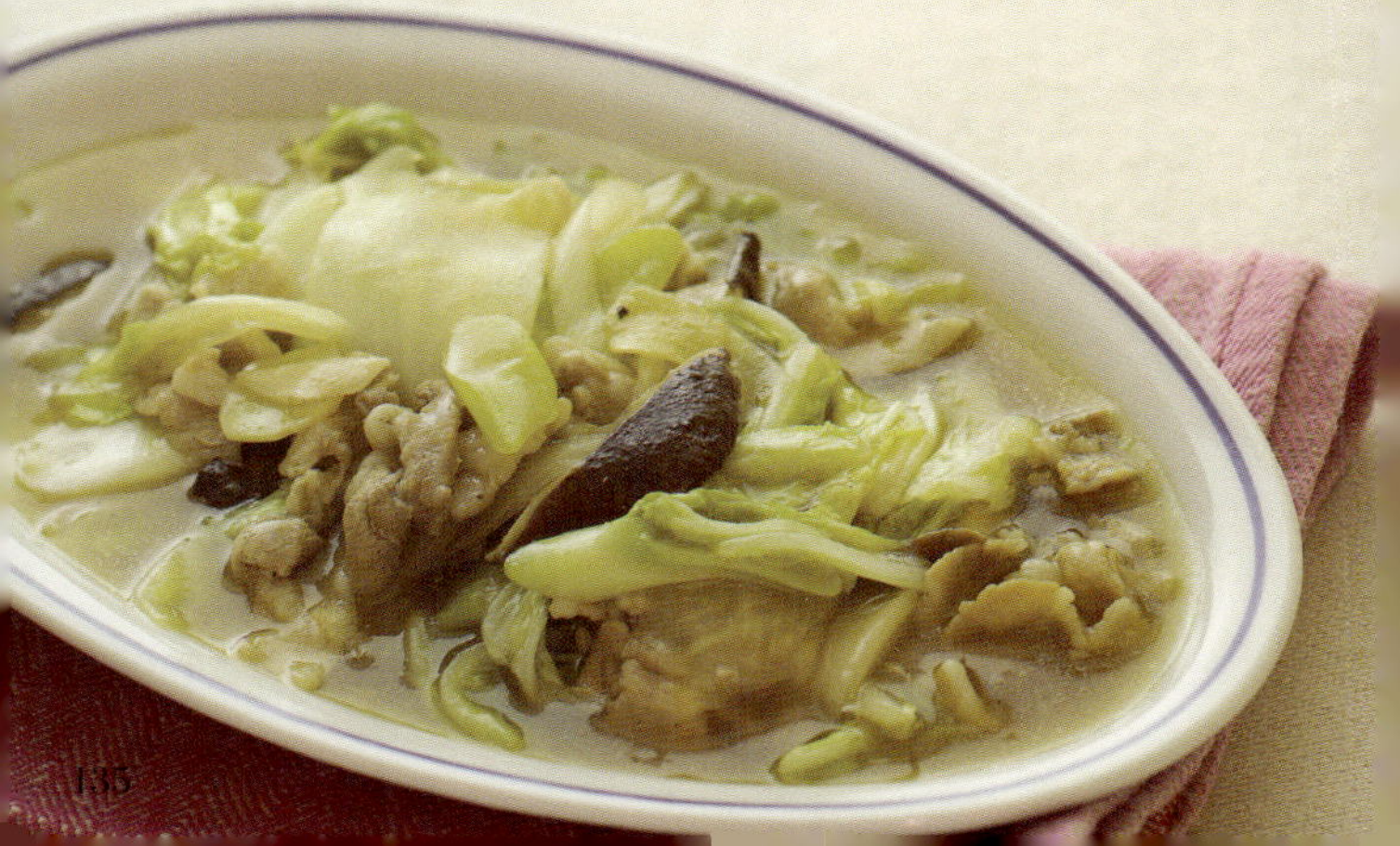

ポリフェノールで老化防止 りんご

ケールや小松菜で作る青汁は、りんごを加えるだけで、ぐんとおいしくなります。

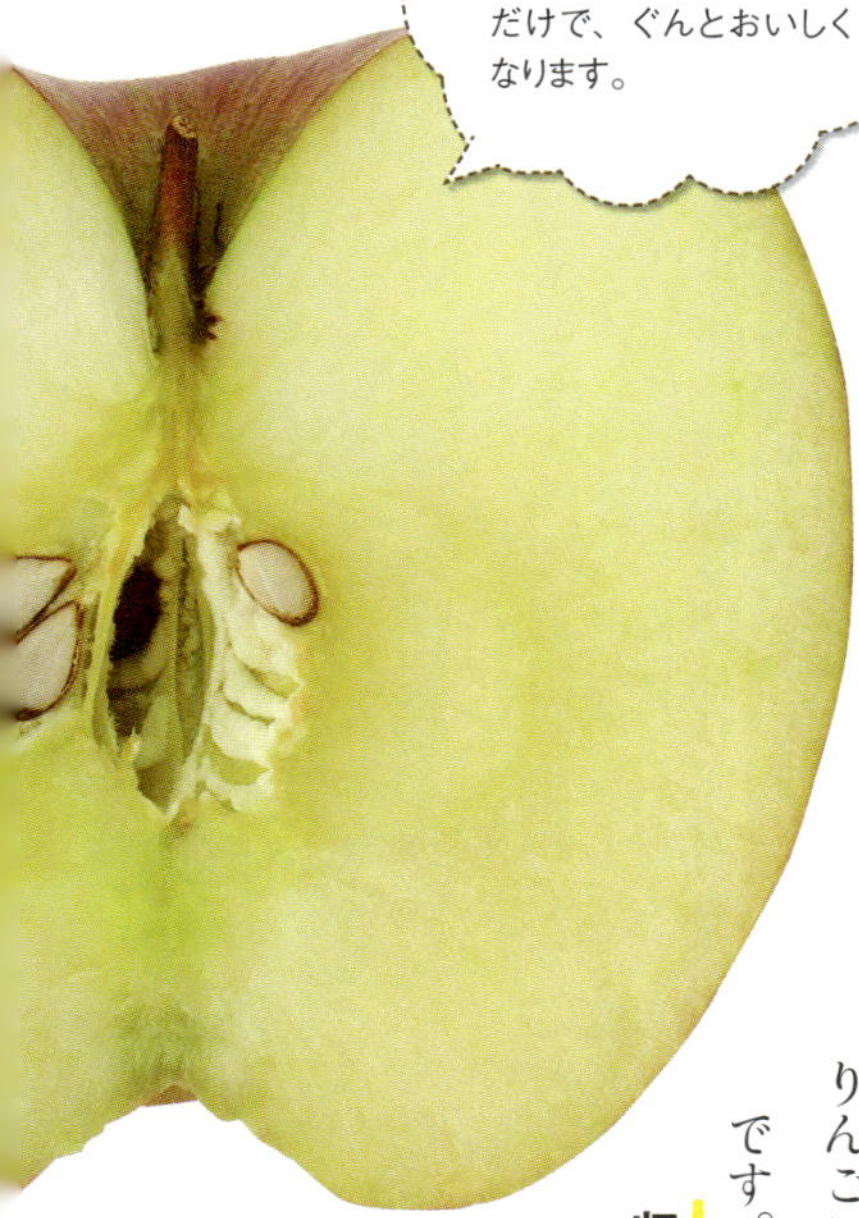

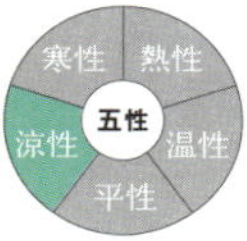

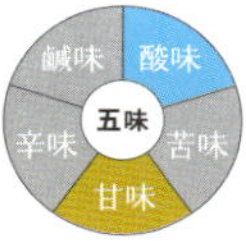

「りんごポリフェノール」と総称される数種類のポリフェノールを含んでいます。ポリフェノールは植物に含まれる成分で、5000種類以上あるといわれますが、すべてのポリフェノールに抗酸化作用があり、細胞の酸化を防いで、血管の健康や、老化防止に貢献します。

りんごには、水溶性食物繊維のペクチンも豊富です。**腸内環境を整え、コレステロールの吸収を抑えて動脈硬化を予防**するほか、加熱によってとろみがつき、焼きりんごなどをおいしくするのもペクチンです。薬膳では、熱を冷まし、潤して、胃腸の働きを整えるとされます。

体を温めて免疫力アップ

みかん

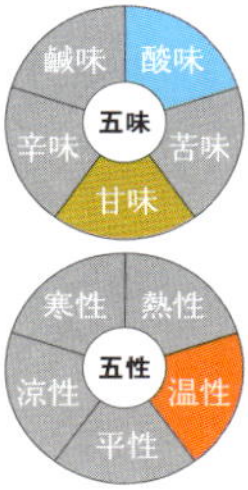

体を冷やす性質のくだものが多いなか、**温める性質を持つみかんは、冬の免疫力アップ生活に欠かせません**。ただし、食べすぎると胃に熱がたまり、口内炎の原因にもなるので、1日3個くらいまでにとどめましょう。

ビタミンC、β《ベータ》-カロテンが多いほか、皮に豊富なβ-クリプトキサンチンも抗酸化作用が高く、生活習慣病を予防します。皮を干したものは陳《ちん》皮《ぴ》と呼ばれる生薬で、香りが「気」をめぐらせ、胃腸を健康にします。袋にはペクチンが含まれ、すべてが健康に役立つくだものです。

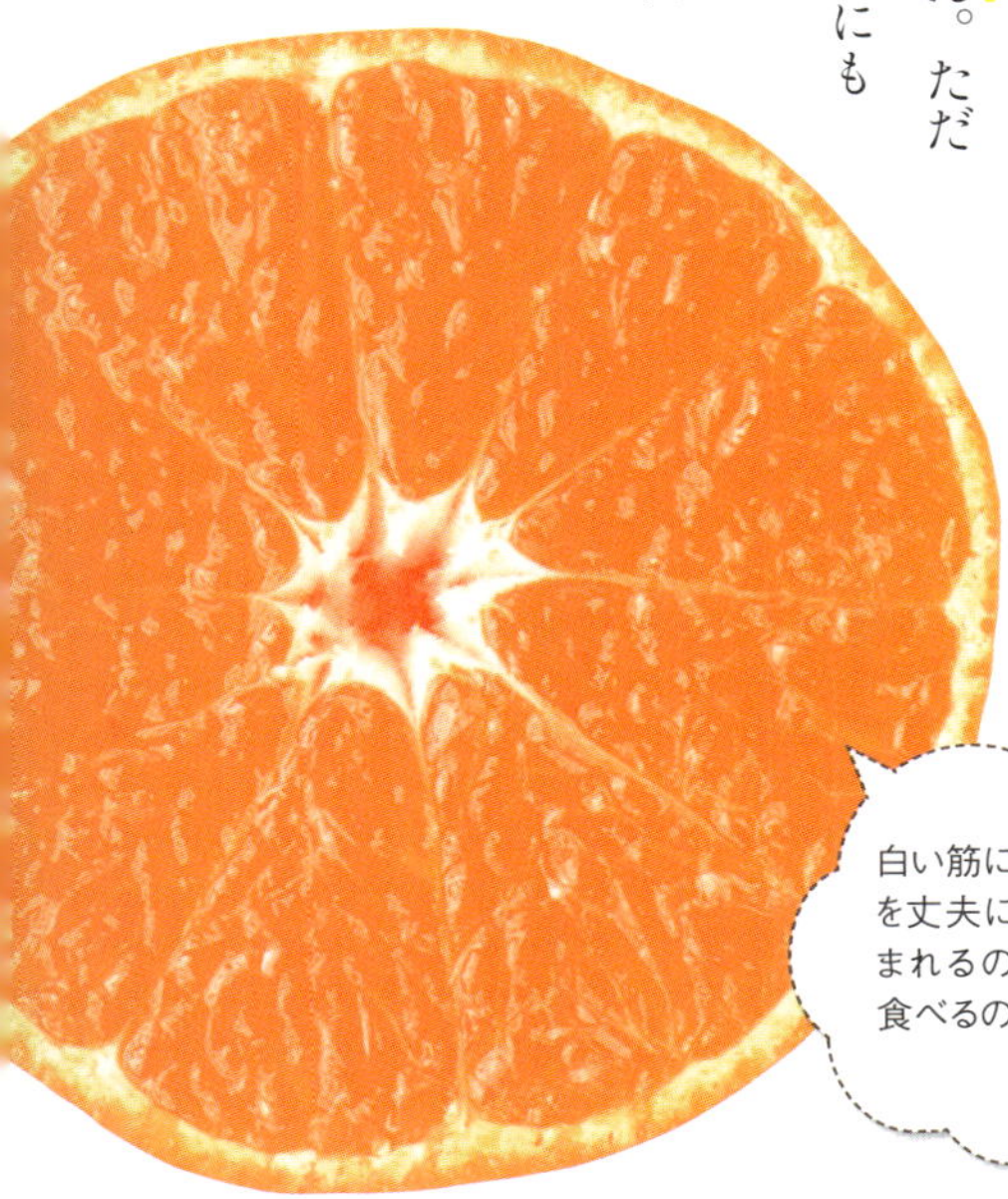

白い筋には、毛細血管を丈夫にする成分が含まれるので、取らずに食べるのがおすすめ。

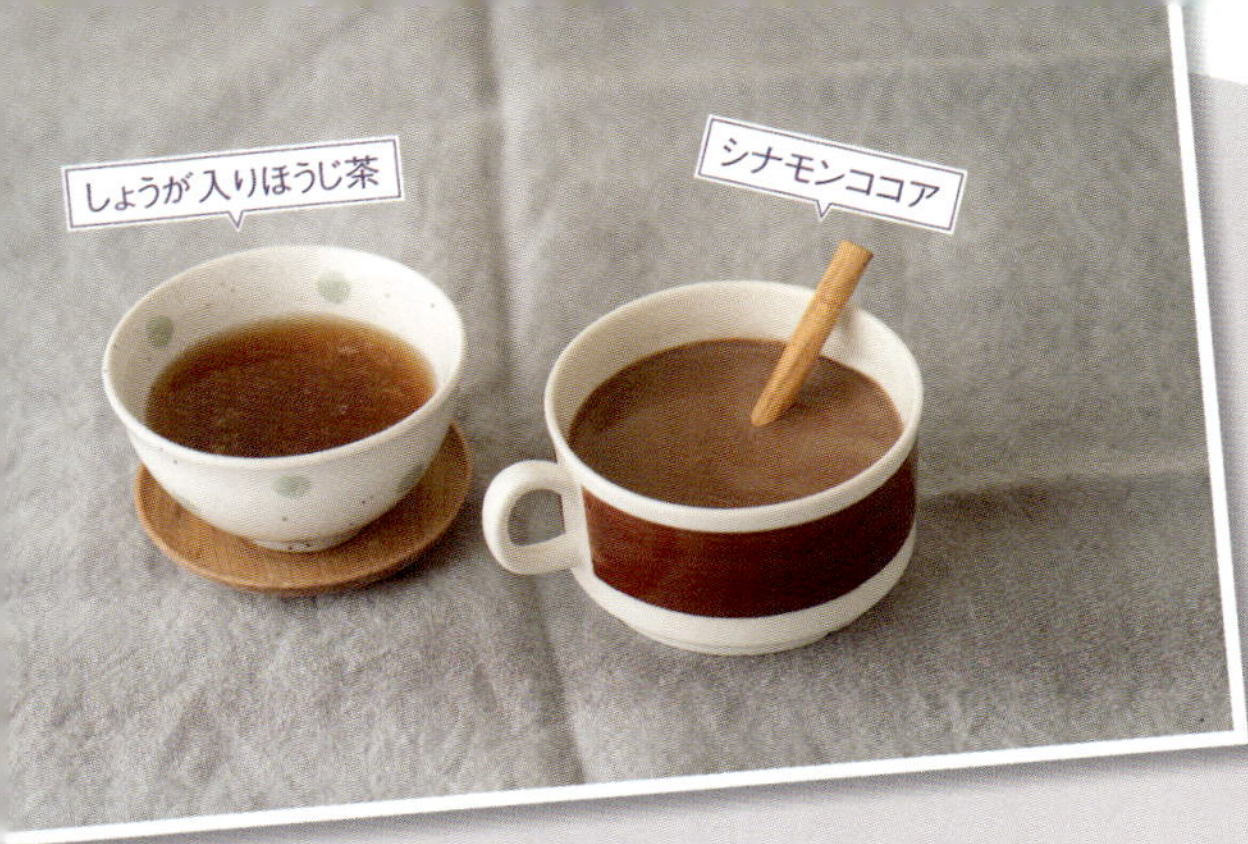

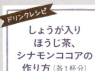

温め効果をアップして 免疫力を低下させる“冷え”を防ぐ！

緑茶が体を冷やすのに対して、茶葉を焙じてある**ほうじ茶**は体を冷やしません。**しょうが**を入れて飲めば、体をポカポカと温めてくれます。

ココアも体を冷やしません。ポリフェノールや食物繊維が多く、もともと免疫力を高めるのにおすすめの飲み物ですが、**シナモン**を入れると温め効果も加わり、さらに免疫力アップ作用が高まります。

冷えは、免疫力を低下させるので、冬は体を冷やすものを避けて、内側から温めることが大切です。

ほうじ茶・ココア（→ P146）
しょうが・シナモン（→ P145）

ドリンクレシピ

しょうが入りほうじ茶、シナモンココアの作り方（各1杯分）

- ほうじ茶は熱湯で淹れ、すりおろしたしょうが小さじ1を入れて混ぜる。
- 通常の量のココアと砂糖に、シナモンパウダーを小さじ ¼ ほど入れ、少量の熱湯で練り、温めた牛乳を注ぐ。シナモンスティックでひと混ぜする。

知っておきたい
調味料とスパイス・
薬味、飲み物の性質

表中の記号

酸＝酸味	熱＝熱性
苦＝苦味	温＝温性
甘＝甘味	平＝平性
辛＝辛味	涼＝涼性
鹹＝鹹味	寒＝寒性

（詳しくはP152～153参照）

調味料

食材とともに取り入れる調味料も、体にさまざまな働きをします。甘い（甘味）、塩からい（鹹《かん》味）、すっぱい（酸味）などの味によってそれぞれ作用が違い、温める性質か冷やす性質かの違いもあります（150〜153ページ参照）。

また、同じ砂糖でも、黒砂糖は体を温め、氷砂糖は体を冷やします。塩は、精製塩はサラサラで湿気《しけ》にくく、昔ながらの製法で作られた精製度の低い塩は、精

	五性	五味	特徴
塩	寒	鹹	体の機能を正常に保つために欠かせない。消化不良による吐き気や膨満感、体に熱がこもったことによるねばついた痰の改善などに役立つ。
しょうゆ	寒	鹹	体にこもった余分な熱を冷ますので、食欲不振や暑気あたりの改善に役立つ。殺菌力があり、食品の保存性を高める。
みそ	涼	鹹 酸	リノール酸、サポニン、イソフラボン、ビタミンE、カルシウムなど健康によい成分を豊富に含むが、塩分も多いので、とり過ぎないように注意。
酢	温	酸 苦	血液をきれいにして、血流をよくする働きがあり、血行不良による冷えやのぼせ、肌荒れなどの改善に役立つ。
砂糖	白砂糖：平 黒砂糖：温 氷砂糖：涼	甘	黒砂糖は体を温めて、冷え・食欲不振・疲労などを改善。氷砂糖は体を冷やし、肺を潤すので、熱やのぼせ、痰や咳を改善。目的に合わせて使い分けを。
はちみつ	平	甘	肺や腸を潤す作用があり、咳、皮膚の乾燥、便秘などの改善に役立つ。中医学では治療薬としても使われる。

製塩にはほとんど含まれていないカリウム、カルシウムを含んでいるという違いがあります。ちなみにマグネシウムは、どちらのタイプの塩にも含まれます。しょうゆ、みそ、酢は、発酵食品なので、熟成期間によってうまみや栄養価が変化します。

調味料一つひとつも、こうしたことを考慮しながら使うことで、食生活がより健康的になり、免疫力がパワーアップされていきます。

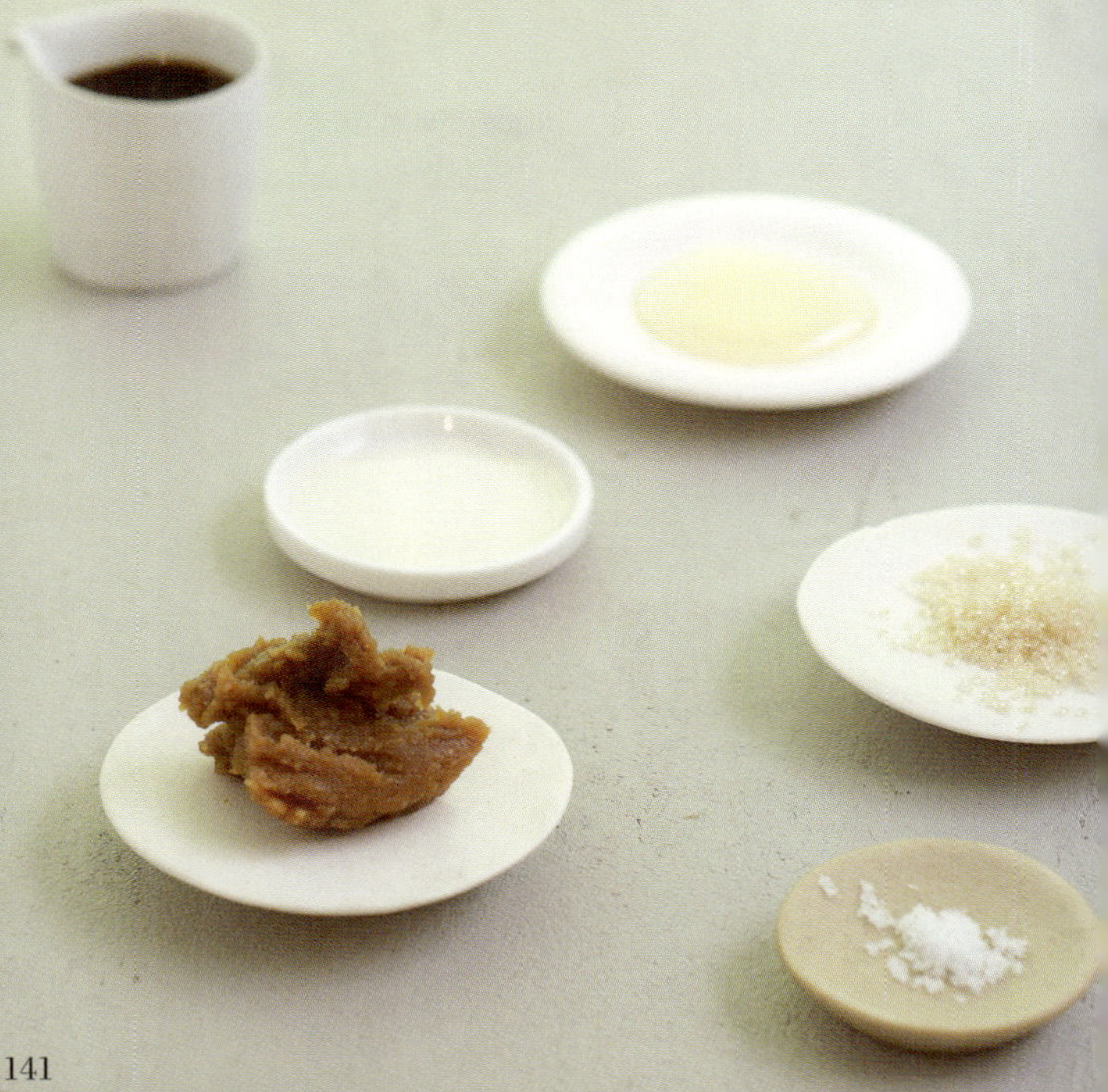

油

油脂は、主成分の脂肪酸の種類によって性質が異なります。動物性油脂の大半は「飽和脂肪酸」を持ち、常温では固体。植物性油脂は「不飽和脂肪酸」を持ち、常温では液体ですが、ココナッツオイルは例外で、飽和脂肪酸が主成分です。

脂肪酸はさらに下表のように分類されます。現代の食生活ではオメガ6系の摂取が多くなりがちですが、同じ種類の脂肪酸ばかりに偏らないことが大切です。

脂肪酸の種類

- **不飽和脂肪酸**
  - **多価不飽和脂肪酸**
    - オメガ3系
      - **α－リノレン酸**
        えごま油、亜麻仁油、グリーンナッツオイルに多く含まれる。※体内でDHA、EPAに変わる。
      - **DHA**
        （ドコサヘキサエン酸）
      - **EPA**
        （エイコサペンタエン酸）
        魚油に多く含まれる。※血中脂質を減らす作用などがある。
    - オメガ6系
      - **リノール酸**
        ごま油、大豆油、スナック菓子に多く含まれる。
      - **γ－リノレン酸**
        月見草油に多く含まれる。
  - **一価不飽和脂肪酸**
    - オメガ9系
      - **パルミトレイン酸**
        馬油に多く含まれる。
      - **オレイン酸**
        オリーブ油、菜種油、米油に多く含まれる。
        ※不飽和脂肪酸のなかで最も酸化しにくい。
- **飽和脂肪酸**
  - **ラウリン酸**
    ココナッツオイルに多く含まれる。
  - **パルミチン酸**
    ステアリン酸
    バター、ラード、パーム油などに多い。

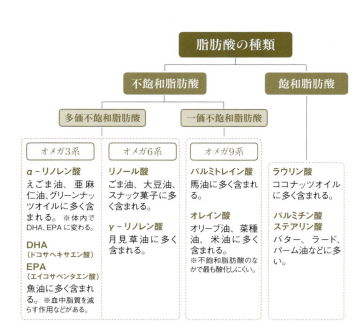

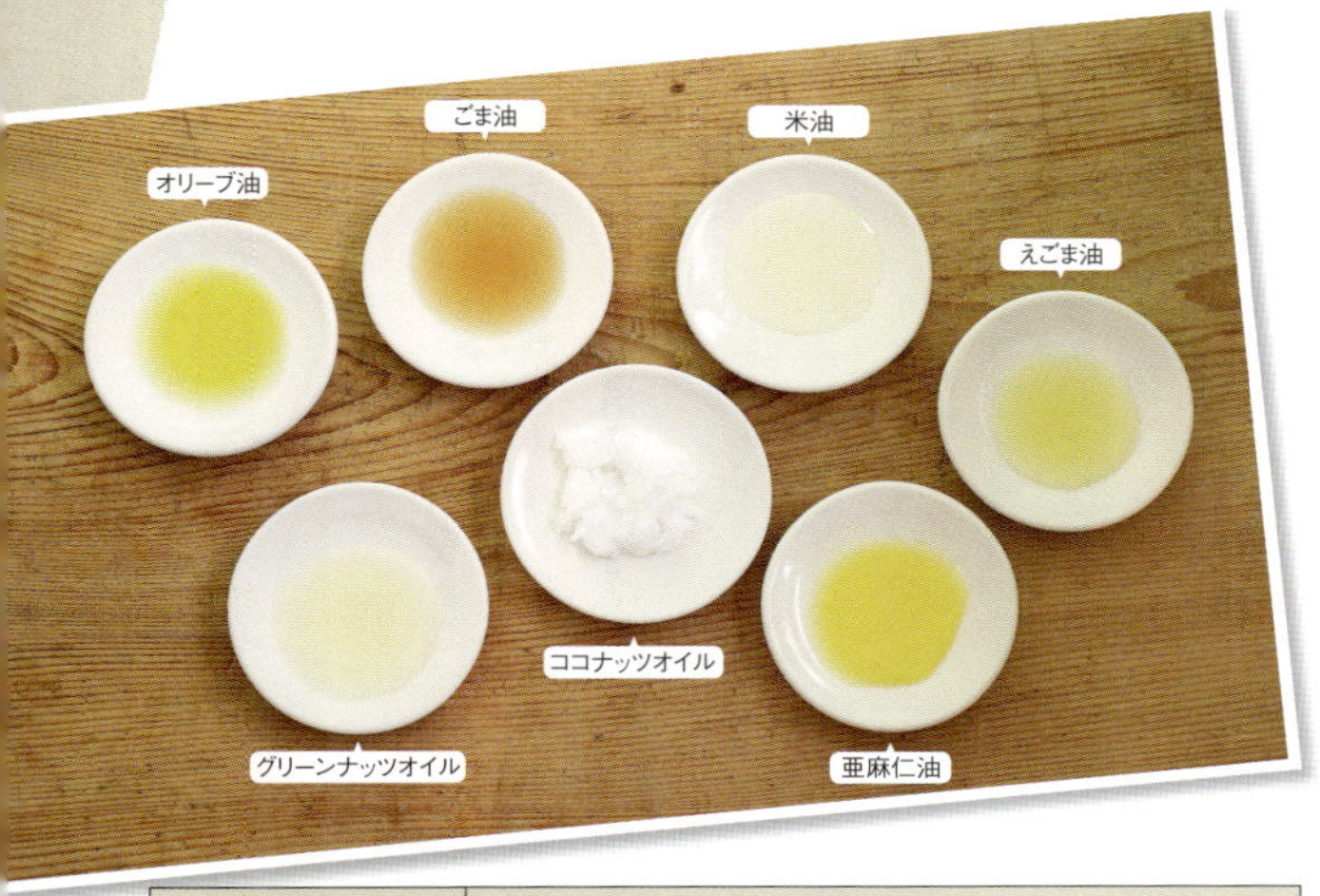

	特徴
オリーブ油	平 甘 酸 主成分はオレイン酸。抗酸化力の高いビタミンを多く含む。加熱には比較的強い。
ごま油	涼 甘 主成分はリノール酸とオレイン酸。抗酸化力の高い数種類のゴマリグナンを含む。セサミンは、ゴマリグナンの種類の一つ。加熱に強い。
米油	オレイン酸、リノレン酸を中心にさまざまな脂肪酸を含んでいる。更年期障害などによいγ－オリザノールという特有成分や、ビタミンEを含む。加熱に強い。
えごま油	主成分はα－リノレン酸で、オメガ3系脂肪酸の特徴であるまざまな健康作用を持つ。油はえごまの種子を圧搾してつくられるが、韓国料理でおなじみの葉も免疫力アップによい。加熱に弱く酸化しやすい。
亜麻仁油	主成分はα－リノレン酸で、えごま油と同様にさまざまな健康作用を持つ。抗酸化力の高い特有成分のアマニリグナンを含む。加熱に弱く酸化しやすい。
ココナッツオイル	飽和脂肪酸のなかでも、すばやくエネルギーに変わり、脳のエネルギー源にもなる中鎖脂肪酸を多く含む。加熱に強い。
グリーンナッツオイル	主成分はα－リノレン酸で、さまざまな健康作用を持つ。抗酸化力の高いビタミンＥも多く含むため、オメガ3系脂肪酸の油のなかでは比較的加熱に強い。サチャインチという植物の種子を圧搾して作られる。

※米油～グリーンナッツオイルは、五性・五味の決定的なデータはまだない。

薬味とスパイス

薬味やスパイスの多くは、体を温める作用を持っています。そこで、体を冷やす食材をとるときに、薬味を合わせたり、スパイスを加えることで、冷やしすぎを防ぐ効果があります。たとえば、豆腐は体を冷やすので、薬味のねぎやしょうがで冷えを防ぎます。

また、薬味やスパイスには、抗酸化作用や殺菌作用を持つものが多いことも特徴です。さらに、香りにも、「気」をめぐらせたり、胃液の分泌を促す作用や、リラックス作用または集中力を高める作用など、さまざまな働きと効果があります。

もともと薬味と名づけられているとおり、薬効が高く、少量でよく働くので、毎日の料理や飲み物に上手に取り入れてください。

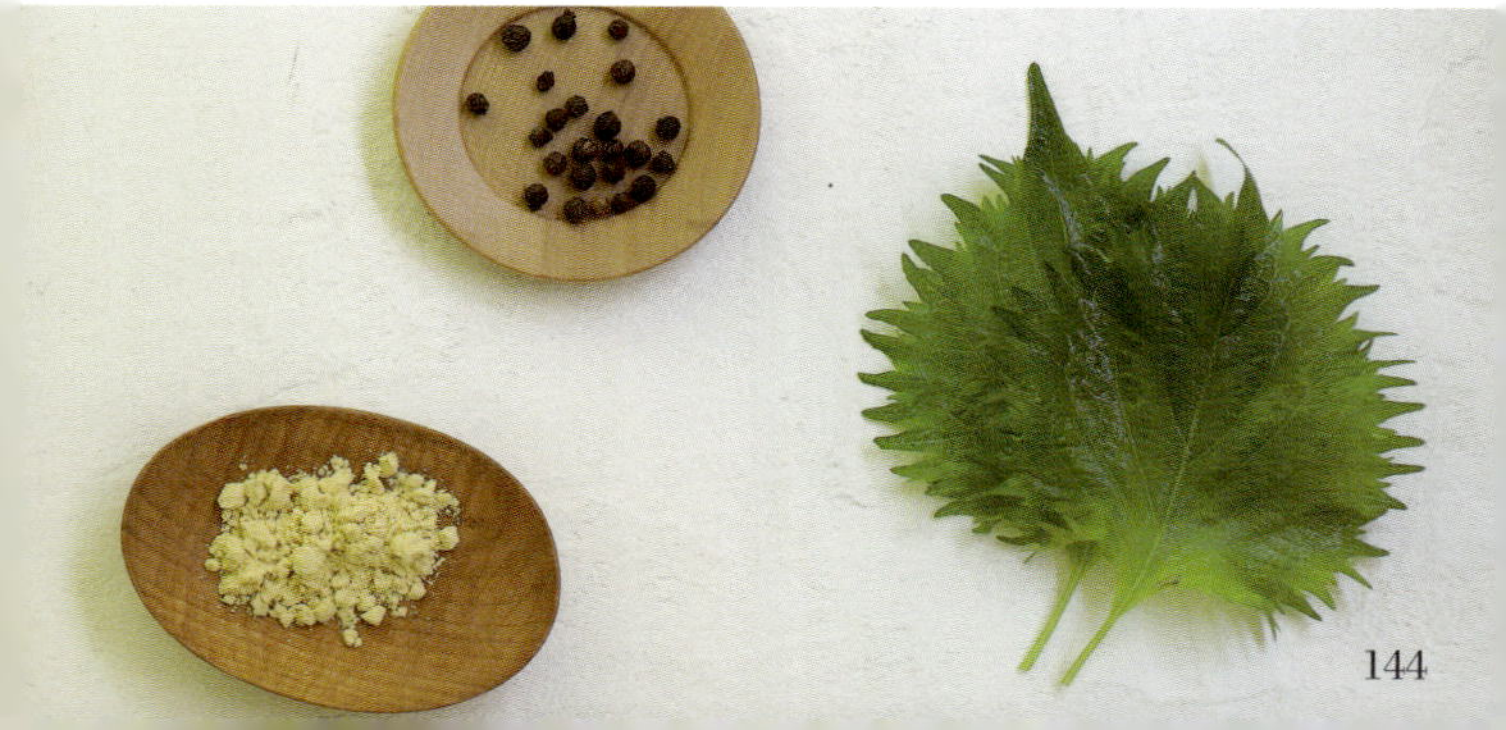

	五性	五味	特徴
しょうが	温	辛	生のしょうが「生姜（しょうきょう）」と、乾燥させたしょうが「乾姜（かんきょう）」では働きが異なる。生姜は、体の表面を即座に温め、発汗を促して熱を出す。風邪でゾクゾクするときや鼻風邪によい。乾姜は、体の深部をじんわり温め、血流をよくする。冷え症や胃腸の弱い人によい。
ねぎ	温	辛	発汗作用、「気」「血」をめぐらせる作用などがある。辛味成分の硫化アリルが免疫力を高める。
とうがらし	熱	辛	体内の「湿」や、悪い「気」を追い出す。辛味成分のカプサイシンには発汗作用や免疫力を高める働きがある。
からし	熱	辛	アブラナ科のからし菜の種子からつくられる。辛味成分のアリルイソチオシアネートは抗菌作用が高いので、食中毒の予防のため生魚などと一緒にとるとよい。がん予防の効果も注目されている。
しそ	温	辛	抗酸化力の高いβ-カロテンが豊富。香り成分のペリルアルデヒドに抗菌作用があり、刺身などに添えると食中毒の予防に役立つ。また、胃液の分泌を促し、胃の働きを整える。
こしょう	熱	辛	黒こしょうは風味が強く、皮をむいた白こしょうは、辛味が強いのが特徴。どちらも胃腸を温めて丈夫にするほか、血流をよくし、代謝を高めるといわれる。
シナモン（肉桂）	熱	辛 甘	「肉桂」は生薬名で、さまざまな漢方に処方されている。香り成分の桂皮アルデヒドが末梢血管を広げ、手足の先まで血をめぐらせる。体を温める作用が強いほか、心をしずめる作用もある。

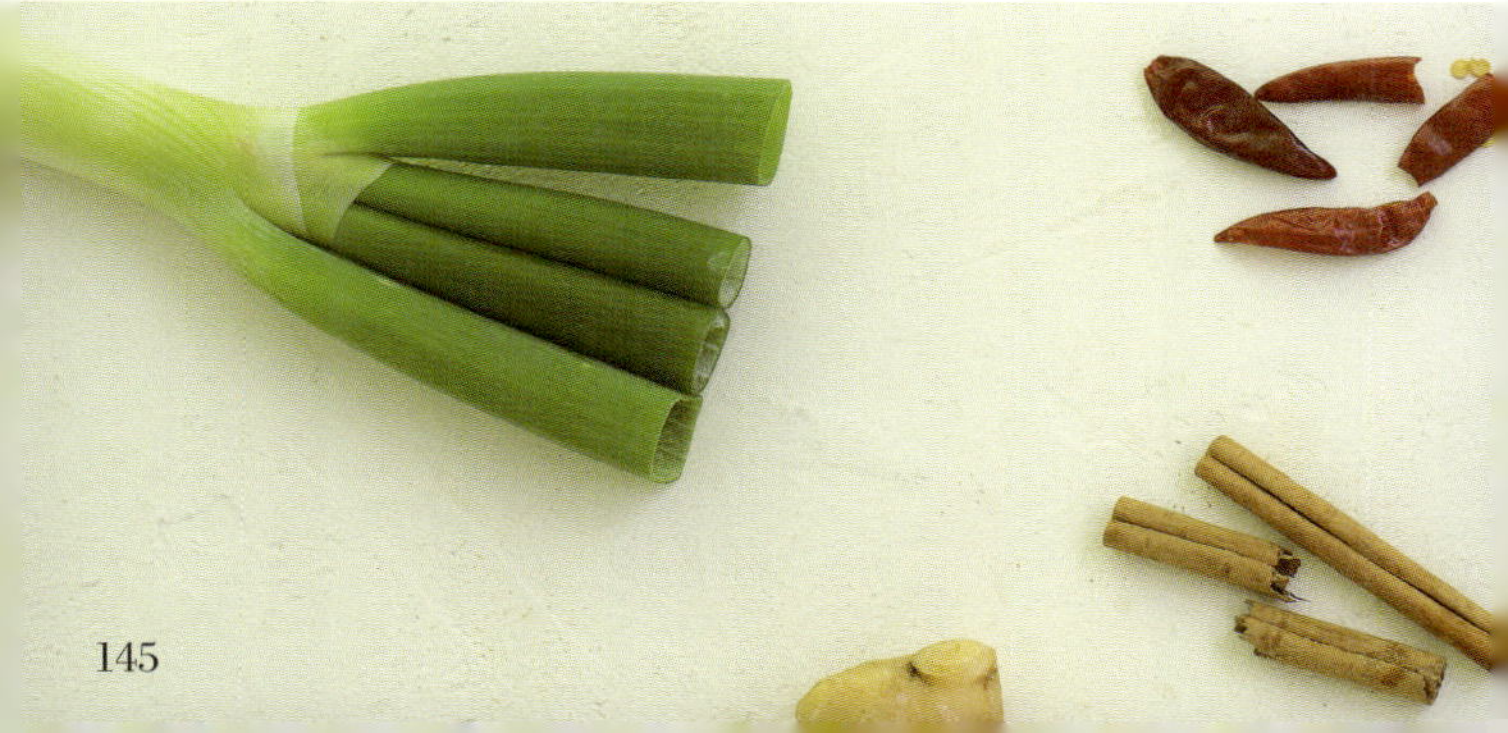

飲み物

もとは同じ茶葉でも、緑茶は体を冷やし、葉を発酵させた紅茶は体を温めるなど、飲み物それぞれの特性を知ることも大切です。季節や体調に合わせて飲み物を選べば、その飲み物の持つ特性が健康をサポートしてくれるでしょう。たんに水分を補給するのでなく、体によい働きをしてくれることを思い、香りや味を楽しみながら取り入れましょう。

	五性	五味	特徴
緑茶	涼	甘 苦	ポリフェノールの一つで苦み成分のカテキンを含み、抗酸化力が高い。体にこもった熱を冷まし、頭をすっきりさせる。
ほうじ茶	平	苦 甘	茶葉を焙じているので、緑茶のような冷やす作用はなく、胃腸の弱い人や寒い季節などに適している。
ジャスミン茶	涼	甘 辛	鎮静作用のある豊かな香りが、落ち込みやイライラを解消する。食欲不振や、胃もたれなどの改善にも効果的。
ウーロン茶	涼 平	甘 苦	ウーロン茶ポリフェノールを含み、脂肪の吸収を抑えるほか、食べすぎによる膨満感の緩和や、むくみを改善する作用がある。
ルイボスティー	※五性・五味の決定的なデータはまだない。		固有のポリフェノールを含み、毛細血管を健やかに保つ。カフェインを含まない。体を冷やす作用が強いので注意。
コーヒー	温	甘 苦 辛	ポリフェノールの一つ、クロロゲン酸を含み、がん、糖尿病、動脈硬化などの予防作用を期待できる。
紅茶	温	甘 苦	体を温めるので冷えの解消によいほか、リラックス作用がある。カテキンが変化したポリフェノールのテアフラビンを含む。
ココア	平	苦 甘	豊富な食物繊維や、カカオポリフェノール、カルシウムなどのミネラル、リラックス作用のあるテオブロミンなどを含む。

薬膳の基礎知識

about YAKUZEN

薬膳のもとになる理論

薬膳は、中国の伝統医学である中医学に基づいて、季節や体質に合った食材を選び、心身を健康に導く料理です。はじめに、中医学の基本的な理論を見ていきましょう。

陰《いん》と陽《よう》 ～両方がそろってバランスがとれる

自然界のすべてのものは、「陰」と「陽」で成り立っていると考える理論が、古代中国で生まれました。たとえば昼は陽で、夜は陰です（150ページ表参照）。上に示した【太極図】は、陰陽の性質や関係を全体的に表しています。陰（黒）が増えると陽（白）が減り、陽が増えると陰が減るという相互補完の関係にあります。ま

太極図

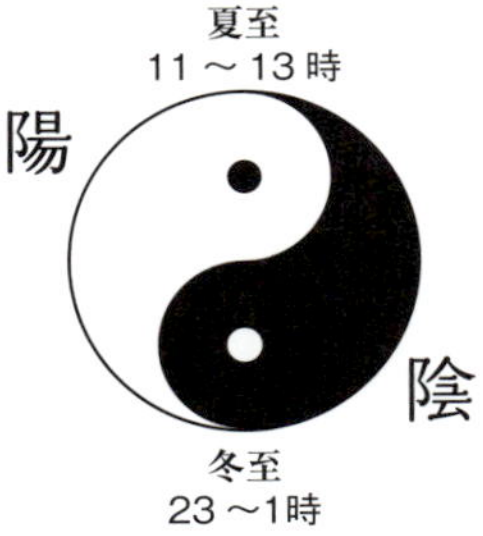

1年のリズムでは、夏至に陽がピークとなり、冬至に陰がピークとなる。
1日のリズムでは、11～13時に陽がピークとなり、23～1時に陰がピークとなる。

五行は互いに関係し合う

関わり方には、
「相生《そうせい》」や「相剋《そうこく》」がある。

相生関係——木が燃えて火を生み、燃えたあとの灰は土になり、土から金（金属やミネラル）が生まれ、金から水が生まれ、水は木を養う。

相剋関係——木は土から栄養を吸収し、土は水を吸い取り、水は火を消し、火は金を溶かし、金（金属の斧）は木を切る。

相生（陽）→　**相克（陰）**→

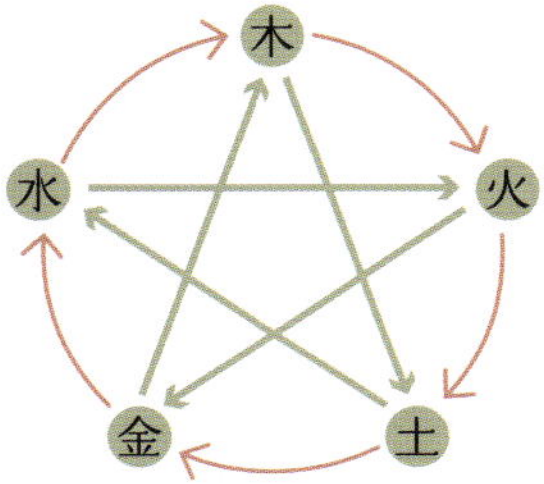

た、陰と陽は、一日や一年の時間の中でゆらいで変化します。

健康であるには、陰陽のバランスがとれていることが重要ですが、ときとして、そのバランスはくずれます。たとえば、のぼせがあるときは陰が不足、冷え症ならば陽が不足した状態です。薬膳では、陰が不足していれば陰の食材を、陽が不足していれば陽の食材を補い、バランスをとって、病気を治したり、未然に防いだりします。

五行 ～自然界のすべてを五つに分類

古代中国では、五行の理論も生まれました。自然界のすべてのものを、木・火・土・金・水に分類する考え方です。季節や、臓器、色、味なども対応します（150ページ表参照）。そして、二つを統合した陰陽五行説が誕生しました。

陰陽の分類

陽	昼	春・夏	熱	火	軽	上	外	動	興奮	亢進
陰	夜	秋・冬	寒	水	重	下	内	静	抑制	鎮静

陰と陽は、どちらがすぐれていて、どちらが劣っているということはありません。両方がそろってバランスがとれるものです。また、陽の中にも陰が含まれ、陰の中にも陽が含まれています。P148 の大極図の中の小さな黒と白の丸は、そのことを表しています。

五行の配当表

五行	季節	気候	色	味	臓	腑	管	志
木	春	風	青	酸	肝	胆	目	怒
火	夏	暑	赤	苦	心	小腸	舌	喜
土	梅雨	湿	黄	甘	脾	胃	口	思
金	秋	燥	白	辛	肺	大腸	鼻	悲
水	冬	寒	黒	鹹	腎	膀胱	耳	恐

「味（五味）」と「臓（五臓）」は、その臓器が弱っているときに、対応する味を補うとよいとされます。補う必要がないときに多くとりすぎると、五味のバランスがくずれて、体によくない影響を与えます。

身体と食べ物のとらえ方

陰陽五行説に基づく理論は、人の体や、体をつくる食べ物をどうとらえているのか見てみましょう。

気・血・津液《しんえき》 ~体のなかをめぐるもの

人の体には「気」「血」「津液」がめぐっていて、その多い・少ない、めぐりがよい・悪いが健康を左右すると考えます。

気は、生命を維持し、活動させるエネルギーのこと。免疫力に直接結びつく要素といえます。血は、血液。津液は、血液以外の体液や分泌液といった液体です。

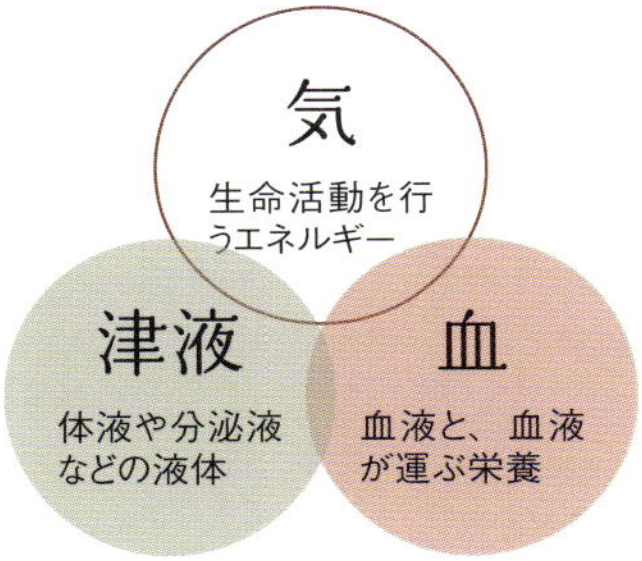

五性		
	熱性	体を温める力が強く、即効性があり、冷えや寒気を取り除く。発汗作用を持つ食材もある。「気」「血」のめぐりをよくする作用もある。食べすぎると熱がこもり、潤いが失われる。
	温性	おだやかに体を温める。冷えを改善することで、胃腸の働きをよくする。疲れを癒す作用、「気」「血」のめぐりをよくする作用もある。気温や体質、食べすぎによって、熱性の食材と同様に熱がこもる。
	平性	体を温めも冷やしもしないので、常食しても体に偏った影響を与えない。ほかの性質の食材とも組み合わせやすい。
	涼性	おだやかに体を冷やす。微熱やのぼせの改善、暑い時期の体温調節に役立つ。食べすぎに注意し、体が冷えているときは、温性の食材と組み合わせてバランスをとるようにする。
	寒性	体を冷やす作用が強い。風邪による発熱や、暑さによって体にこもった熱を取るのに役立つ。熱性の便秘の改善にもよい。食べすぎに注意し、とくに冬は、温性の食材と組み合わせるようにする。

※「微温」は温性と平性の中間、「微寒」は涼性と寒性の中間。

五臓六腑《ごぞうろっぷ》 ～中医学の理論でとらえた臓器

「臓腑《ぞうふ》」は臓器のことですが、西洋医学でいう肝臓や心臓などと完全に一致するものではなく、もう少し広くとらえています。

臓は、「肝」「心」「脾《ひ》」「肺」「腎」の五臓、腑は、五行と対応する「胆」「小腸」「胃」「大腸」「膀胱」に、「三焦《さんしょう》」を加えた六腑です。「三焦」の説明は専門的になるため、省略します。

五性 ～食べ物の寒・熱の性質

食べ物には、体を温めたり、冷やしたりする性質があります。その性質を、熱性、温性、平性、涼性、寒性の五つに分類したものを五性といいます。

五味		
	酸味	収れん作用があり、引き締めたり、固めたりする。汗を抑え、下痢を改善。唾液の分泌を促して食欲を増進する作用もある。「肝」を滋養する。とりすぎると筋肉が萎縮する。
	苦味	排泄を促す。体の熱を尿や便とともに排泄することで熱を冷ます。消化を促して余分な水分を排出し、むくみを取る。「心」を滋養する。とりすぎると乾燥して、皮膚が乾いたり、髪がぱさついたりする。
	甘味	「脾」や胃の働きを助ける。虚弱体質を改善し、痛みを和らげる。「脾」を滋養する。とりすぎると骨の健康を害するほか、髪が抜けやすくなることもある。
	辛味	「気」「血」をめぐらせ、発汗を促す。汗を出すことによって、体の熱を下げる、寒気を追い出す、余分な水分を取り除くなどの働きをする。「肺」を滋養する。とりすぎると筋肉がひきつるほか、爪が乾くこともある。
	鹹味	塩からい味。かたいものをやわらかくしたり、結んだものをほぐすことで、便秘や腫れを改善。「腎」を滋養する。とりすぎると血が粘り、「瘀血」になる。

※ほかに、「淡」がある。はと麦や冬瓜などの淡い味。
※「微苦」は苦味を少し持つ。　※「渋」は酸味の一種とされる。

五味 ～食べ物の味による機能

食べ物の味は、酸、甘、辛、苦、鹹《かん》（塩からい）の五味に分類されます。味によって、たとえば酸味は、引き締め作用があり、汗の出すぎを抑えるとか、甘味は、痛みを和らげるといった、それぞれの働きがあります。

食材はこのように、味による性質と、152ページに示した五性の性質を持っています。また、その味の食材が影響を与える臓腑も、陰陽五行の理論によって150ページの配当表のように結び付けられています。一つひとつ性質が異なる食材を、食べる人や季節に合わせて組み合わせ、最適な方法で調理した料理が薬膳です。

婦人科系のトラブル

更年期ののぼせ・ほてりを改善

婦人科系のトラブルを改善

その他

肝機能をアップ

関節痛を改善

脳の健康維持

むくみを改善

栄養素・注目成分の解説

※効能別索引は P157、食材別索引は P159 から始まります。

胃・腸の健康

血液・血管の健康

効能別索引

食材と解説ページ（太字は詳しく解説）

全身にかかわること

炎症を緩和

がん予防

生活習慣病を予防

滋養強壮、体力増進

疲労回復

エネルギー代謝をよくする

新陳代謝を高める

冷えを改善

老化防止

風邪・感染症の予防、咳・発熱の改善

風邪・感染症を予防・改善

食材別索引

太い数字は詳しく解説、またはメイン食材として使用

野菜

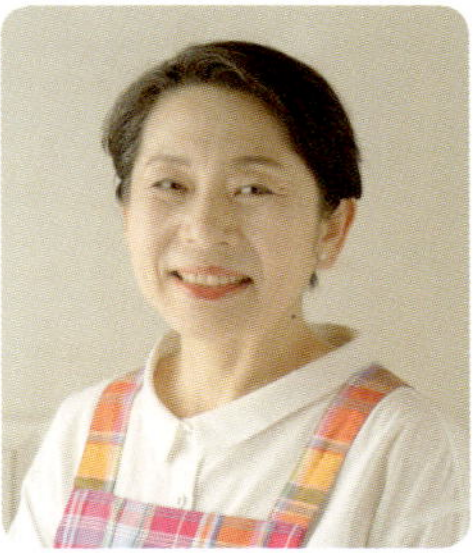

Profile

著者　**植木もも子**　うえき・ももこ

管理栄養士、国際中医師、国際中医薬膳管理師。「おいしく、賢く、楽しく、健康に」をモットーに、心も身体も健康になる料理を提案している。『薬膳・漢方　食材&食べ合わせ手帖』（西東社）や、『薬膳のつくりおき』（家の光協会）など、著書多数。

Staff

撮影（料理、P141～145）	中川真理子
スタイリング	大沢早苗
料理制作アシスタント	鈴木麻衣子
デザイン	門川純子（ダグハウス）
編集	川島晶子（ダグハウス）

撮影協力

UTUWA 器

株式会社ジョイント（Lino e Lina）　https://www.linoelina.jp/

免疫力は旬を食べれば
自然に上がる

著　者　植木もも子

発行者　宇野文博

発行所　株式会社同文書院

〒112-0002 東京都文京区小石川 5-24-3

TEL（03）3812-7777　FAX（03）3812-7792

印刷・製本　株式会社平河工業社

ISBN978-4-8103-7785-9　Printed in Japan